Josef Pies

LDN – Niedrig dosiertes Naltrexon

Dr. Josef Pies

LDN

Niedrig dosiertes Naltrexon – eine viel versprechende Therapie bei MS, Morbus Crohn, HIV, Krebs, Autismus, CFS und anderen Autoimmun- und neurodegenerativen Erkrankungen

VAK Verlags GmbH
Kirchzarten bei Freiburg

Vorbemerkung des Verlags
Dieses Buch dient lediglich der Information über Methoden der Gesundheitsvorsorge und Selbsthilfe. Wer die in diesem Buch beschriebene Methode anwendet, tut dies immer in eigener Verantwortung. Autor und Verlag beabsichtigen keinesfalls, Diagnosen zu stellen oder Therapieempfehlungen zu geben. Die hier beschriebenen Verfahren sind nicht als Ersatz für professionelle medizinische Behandlung bei gesundheitlichen Beschwerden zu verstehen. Schwerwiegende Erkrankungen bedürfen immer einer professionellen Behandlung.

Bibliografische Information der Deutschen Bibliothek
Die Deutsche Bibliothek verzeichnet diese Publikation in der Deutschen Nationalbibliografie; detaillierte bibliografische Daten sind im Internet über http://dnb.d-nb.de abrufbar.

VAK Verlags GmbH
Eschbachstraße 5
79199 Kirchzarten
Deutschland
info@vakverlag.de
www.vakverlag.de

3. Auflage 2025

Lektorat: Nadine Weber, VAK
Coverfoto: ktsdesign © www.fotolia.de
Umschlaggestaltung: Karl-Heinz Mundinger, VAK
Layout: Karl-Heinz Mundinger, VAK
Bildmaterial: Quellen siehe einzelne Abbildungen
Satz, Druck und Bindung: Friedrich Pustet, Regensburg
Printed in Germany
ISBN: 978-3-86731-077-2

Inhalt

Einleitung

Durch meine Arbeit mit Multiple-Sklerose-Patienten während meines Zivildienstes und die anschließende Gründung einer MS-Selbsthilfegruppe weiß ich aus eigener Erfahrung, dass Betroffene gerne jede Möglichkeit ergreifen, die Hilfe verspricht. Ich weiß aber auch, dass diese Situation oft von Scharlatanen ausgenutzt wird, die ausschließlich darauf aus sind, schnelles Geld mit der Hoffnung Kranker zu verdienen. Das gilt natürlich auch für andere Krankheiten, gegen die noch kein wirksames Heilmittel gefunden wurde. Deshalb ist bei allzu forschen Heilversprechen zunächst immer eine gesunde Portion Skepsis angebracht.

Als ich erstmals von niedrig dosiertem Naltrexon (LDN = Low Dose Naltrexone) hörte, war ich ebenfalls sehr skeptisch. Seit den 1970er-Jahren ursprünglich in hoher Dosierung (50 mg und mehr) zur unterstützenden Behandlung beim Drogen- und Alkoholentzug eingesetzt, wurden in den letzten Jahren für Naltrexon in niedriger Dosierung von 3 bis 4,5 mg ganz neue Indikationen bekannt: Dazu zählen vor allem Autoimmunerkrankungen wie Multiple Sklerose, AIDS bzw. HIV-Infektionen, aber auch Krebs und Degenerationskrankheiten des Zentralnervensystems, wie die Alzheimer-Krankheit und die Parkinsonsche Erkrankung. Auch bei Autismus wird LDN erfolgreich eingesetzt.

Wenn ein Heilmittel ein solch umfangreiches Wirkspektrum aufweist, ist in der Regel ebenfalls Skepsis angesagt. So stellt sich die Frage, wie LDN bei solch unterschiedlichen Krankheiten wirken kann. Die Antwort liegt vermutlich in der Tatsache begründet, dass bei all diesen Krankheiten offenbar auch das Immunsystem eine Rolle spielt, selbst wenn die genauen Mechanismen noch nicht vollends geklärt sind.

Es waren schließlich mehrere Aspekte, die mich davon überzeugten, dass es sich bei LDN nicht um Scharlatanerie handelt.

Zunächst einmal ist da die Tatsache zu berücksichtigen, dass Naltrexon ein zugelassenes, verschreibungspflichtiges Arzneimittel ist, also eine auf Herz und Nieren geprüfte Substanz. Hinzu kommt, dass die Verwendung in niedriger Dosierung (LDN) vergleichsweise kostengünstig ist und sich damit für die Hersteller auch nicht viel Geld verdienen lässt.

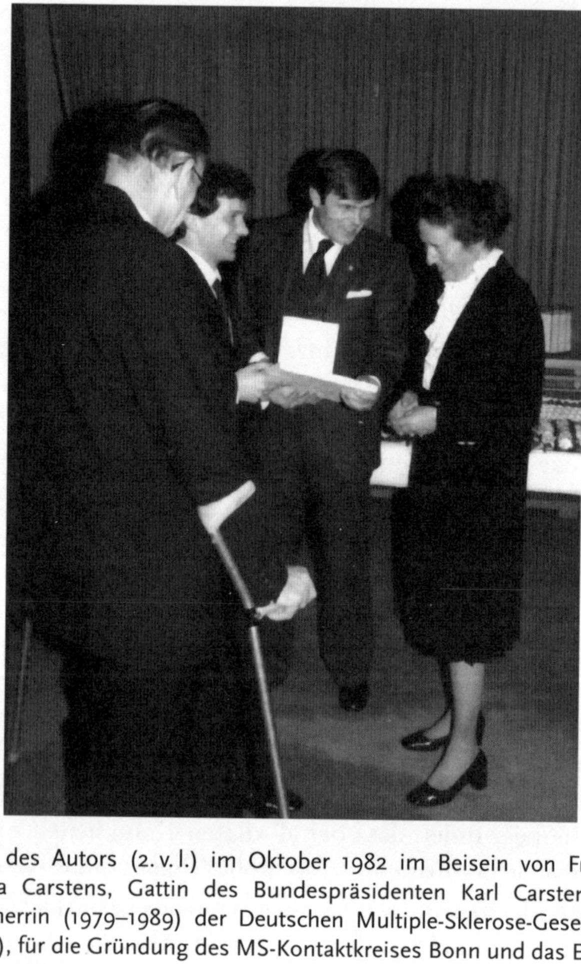

Ehrung des Autors (2. v. l.) im Oktober 1982 im Beisein von Frau Dr. Veronica Carstens, Gattin des Bundespräsidenten Karl Carstens und Schirmherrin (1979–1989) der Deutschen Multiple-Sklerose-Gesellschaft (DMSG), für die Gründung des MS-Kontaktkreises Bonn und das Engagement für MS-Patienten. (Foto: privat)

Es geht also um eine preiswerte und weitgehend nebenwirkungsfreie Therapie, gegen die selbst die größten Skeptiker nichts einzuwenden haben dürften. Deshalb ist ein Therapieversuch mit LDN immer gerechtfertigt, auch wenn ein Erfolg nicht in allen Fällen garantiert werden kann. Aber eine Erfolgsgarantie gibt es nun einmal für kein Heilmittel der Welt. Falsch machen kann man mit LDN jedenfalls nichts.

Es gibt aber noch weitere Aspekte, die von LDN überzeugen: In den letzten Jahren wurden mehrere wissenschaftliche Studien mit niedrig dosiertem Naltrexon durchgeführt. Teilweise handelt es sich um Pilotstudien, teilweise um doppelblind-placebokontrollierte Cross-Over-Studien, die den modernen Anforderungen an wissenschaftliche Studien durchaus genügen. Ein großes Problem hinsichtlich der Studiensituation besteht darin, dass Naltrexon schon lange nicht mehr patentiert ist und sich mit der niedrigen Dosierung (LDN) erst recht keine Reichtümer verdienen lassen. Welches Unternehmen sollte also Interesse daran haben, Millionen in Studien zu investieren, ohne die Gewähr, dieses Geld jemals wieder zu verdienen? Und doch gibt es Studien, die teilweise von Patienteninitiativen und durch Spenden finanziert werden.

Ich habe im Übrigen schon immer die Ansicht vertreten, dass wissenschaftliche Studien zwar wichtig sind, aber nur eine Seite der Medaille darstellen. Mindestens genauso wichtig, unter Praxisaspekten wohl noch viel wichtiger, sind die Erfahrungen von Patienten, Ärzten und Heilpraktikern. Und davon gibt es mit LDN sehr viele. Viele Betroffene haben einen langen Leidensweg hinter sich gebracht, bevor ihnen mit LDN geholfen wurde.

In den folgenden Kapiteln wird der aktuelle Kenntnisstand zur Behandlung verschiedener Krankheiten mit LDN zusammengefasst. Das Buch soll Interessierten die Möglichkeit geben, sich darüber zu informieren, welche wissenschaftlichen Erkenntnisse und welche Erfahrungen mit dieser Therapie vorliegen. Deshalb folgen jeweils auf allgemeine Informationen zu einem Krankheitsbild die entsprechenden Studienergebnisse und einige typische Fallberichte. Das Buch ersetzt selbstverständlich nicht die medizinische Behandlung bei ernsthaften Erkrankungen. Es will aber dazu beitragen, dass sich neben Patienten auch Ärzte, Heilpraktiker und Apotheker umfassend über den therapeutischen Nutzen von LDN informieren können.

Der Tatsache, dass es sich in erster Linie an Patienten wendet, wird dadurch Rechnung getragen, dass Fachbegriffe möglichst vermieden oder ausführlich erklärt und komplexe Zusammenhänge teilweise vereinfacht dargestellt werden. Autor und Verlag hoffen, damit allen Interessenten gerecht zu werden.

Historischer Hintergrund

Die Drogenwirkung von aus dem Schlafmohn Papaver somniferum gewonnenem Opium ist schon seit Jahrhunderten bekannt. 1806 isolierte der deutsche Apotheker Friedrich Wilhelm Sertürner erstmals Morphium (Morphin) aus dem Rohopium, das ab 1828 von der Firma Merck hergestellt wurde. Eine Zeit lang hatte Morphin vor allem in Kriegen eine große Bedeutung als Schmerzmittel, wobei die Suchtkomponente in Kauf genommen werden musste. Auch das 1874 von dem britischen Chemiker Charles Romley Alder Wright synthetisch hergestellte und von 1898 bis 1931 von Bayer produzierte Morphinderivat Diacetylmorphin (Heroin) stellte sich als abhängig machend heraus. Heute kennt man Heroin nur noch als illegale Droge, die schon nach wenigen Anwendungen süchtig macht.

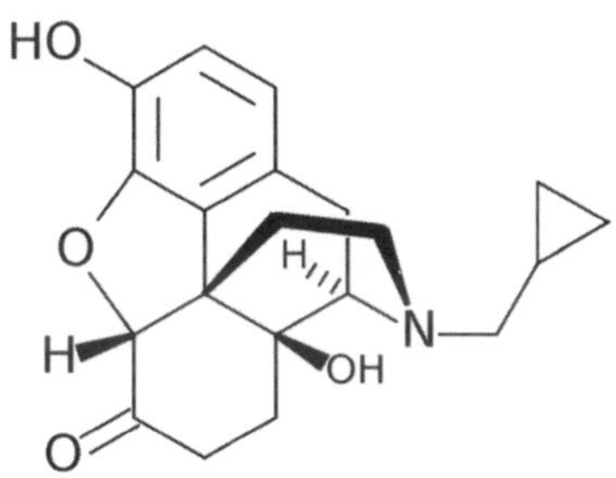

Strukturformel von Naltrexon (Quelle: Wikipedia, public domain)

Schon in der Mitte des letzten Jahrhunderts gab es ein gravierendes Drogenproblem und man suchte nach Arzneimitteln, die den Entzug unterstützen sollten. Das waren zunächst Naloxon und Naltrexon. Letzteres wurde 1963 erstmals von dem kleinen Pharmaunternehmen Endo Laboratories auf Long Island synthetisiert. Es war eine Alternative zu dem weniger geeigneten Naloxon. Naltrexon ist oral (statt intravenös) anwendbar und wirkt 24 Stunden lang. Es handelt sich um ein weißes Pulver mit der Summenformel $C_{20}H_{23}NO_4$-HCl.

1969 kaufte DuPont das Unternehmen Endo Laboratories. 1974 interessierte sich dann das National Institute on Drug Abuse (NIDA) für den Wirkstoff und unterstützte die Finanzierung der Entwicklung und der Zulassung durch die amerikanische Zulassungsbehörde FDA. Diese wurde 1984 für 50 mg zur Unterstützung des Drogenentzugs erteilt. 1995 folgte dann auch die FDA-Zulassung zum Einsatz von 50 mg Naltrexon beim Alkoholentzug.

1998 erfolgte sogar die FDA-Zulassung von Naltrexon als sogenanntes „Orphan Drug“ zur Behandlung von kindlichem Autismus bei der Gefahr von Selbstverletzungen. Orphan Drugs sind Arzneimittel, die ausnahmsweise zur Behandlung meist seltener Krankheiten zugelassen werden, für die keine hinreichenden Therapien verfügbar sind.

Dieses Buch behandelt aber nicht die klassischen Anwendungsgebiete hoch dosierten Naltrexons (50 mg und mehr); hier geht es um die niedrige Dosierung von 3 bis 4,5 mg (= LDN). Bezüglich der Erforschung dieser Anwendung sind vor allem zwei Pioniere zu nennen: Prof. Dr. Ian S. Zagon und Dr. Bernard Bihari.

Ian S. Zagon promovierte 1972 an der Universität Colorado und ist heute Forscher am College of Medicine des Penn State Milton S. Hershey Medical Centers in der Abteilung für Neuro- und Verhaltenswissenschaften. Sein Forschungsschwerpunkt ist die Rolle bestimmter Peptide (kleine Eiweiße) und ihrer Rezeptoren (Anheftungsstellen) auf Zelloberflächen bei der menschlichen Entwicklung, bei Krebs, bei der Zellerneuerung, bei der Wundheilung, bei der Blutgefäßbildung, bei der Augenhornhaut, bei Neurodegenerationen, bei Diabetes und bei Morbus Crohn. Im Mittelpunkt steht dabei die Erforschung der Rolle von Wachstumsfaktoren und ihren Rezeptoren auf das Gleichgewicht biologischer Prozesse sowie ihr Einfluss auf die Entstehung und Behandlung von Krankheiten.

Auf die Bedeutung – auch für LDN – des von ihm und

seinen Mitarbeitern entdeckten Opioidwachstumsfaktors (OGF) und seines Rezeptors (OGFr) wird in einem späteren Kapitel ausführlich eingegangen.

Zagon war in den frühen 1980er-Jahren aufgefallen, dass die Kinder heroinsüchtiger Mütter kleiner als normal waren. Das bewog ihn dazu, der Frage nachzugehen, wie Opioidantagonisten (Gegenspieler von Opioiden) das Zellwachstum speziell bei Krebszellen und bei der Wundheilung beeinflussen können. Er entdeckte, dass LDN die Produktion von Endorphinen (körpereigene Opioide) und die Dichte von Opioidrezeptoren (Anzahl der Bindungsstellen pro Zelle) erhöht.

Durch Zagons Arbeiten wurde das Interesse des New Yorker Neurologen Dr. Bernard Bihari an LDN geweckt. Er stellte fest, dass seine drogensüchtigen AIDS-Patienten, die mit Naltrexon gegen die Drogenabhängigkeit behandelt wurden, seltener oder keine Lymphome (Tumoren des Lymphgewebes) oder Kaposi-Sarkome entwickelten (eine bei geschwächtem Immunsystem – vor allem bei AIDS – auftretende Krebsart). Später behandelte er auch Patienten mit Autoimmunerkrankungen (Multiple Sklerose usw.), neurodegenerativen Erkrankungen (Morbus Alzheimer und Morbus Parkinson) und verschiedenen Krebsarten mit LDN, und er stellte fest, dass sie teilweise enorm davon profitierten.

Bihari hatte an den Universitäten Cornell und Harvard studiert und später an verschiedenen Forschungseinrichtungen gearbeitet, bevor er sich in New York niederließ. Ihm ist zum großen Teil die Verbreitung des Interesses an LDN zu verdanken.

Im Laufe der Zeit begeisterten sich immer mehr Ärzte, Wissenschaftler und Patienten für LDN und seit 2005 gibt es jährlich eine LDN-Konferenz, auf der die neuesten Entwicklungen vorgetragen werden. Eine große Rolle bei der Informationsverbreitung über LDN spielt das Internet. Hier finden sich zahlreiche Informations- und Austauschforen, die die aktuelle Entwicklung widerspiegeln.

Einige Mitspieler des Immunsystems

Da die in den folgenden Kapiteln behandelten Erkrankungen alle in irgendeiner Weise unser Immunsystem betreffen, sollen hier vorab in aller Kürze die wichtigsten Mitspieler und Abläufe erläutert werden. Unser Immunsystem hat die Aufgabe, von außen in den Organismus eingedrungene Krankheitserreger wie Viren, Bakterien, Pilze und Parasiten sowie andere Fremdsubstanzen, aber auch eigene Zellen (z. B. Krebszellen oder abgestorbene alte Zellen) zu vernichten. Zum Immunsystem gehören mehrere Organe, zahlreiche Arten von Spezialzellen und eine Fülle unterschiedlicher Moleküle (Antikörper, Botenstoffe usw.), aber auch psychische Faktoren. Ihre Aufgaben und Wirkungen sind sehr vielfältig und fein aufeinander abgestimmt. Wegen dieser Komplexität gibt es auch viele unterschiedliche Störungen des Immunsystems.

Man unterscheidet zwischen unspezifischer angeborener und eher spezifischer erworbener Immunabwehr, die beide eng zusammenarbeiten. Zur angeborenen Immunität, die etwa 90 Prozent aller Infektionen bekämpft, gehören Hautbarrieren, die Phagozytose durch Spezialzellen (das Auffressen von Fremdkörpern und abgestorbenen Zellen usw.), allgemeine Entzündungsreaktionen und das Komplementsystem.

Bestandteile der angeborenen Immunabwehr sind Makrophagen, Natürliche Killerzellen, Neutrophile Granulozyten, Basophile Granulozyten, Eosinophile Granulozyten, Dendritische Zellen und Epithelzellen. Die ersten drei Zellarten tragen spezielle Andockstellen (Rezeptoren) auf ihrer Oberfläche, mit denen sie eingedrungene Mikroorganismen an typischen Merkmalen erkennen. Einige Immunzellen (Makrophagen, Neutrophile Granulozyten und Dendritische Zellen) vernichten Krankheitserreger direkt, andere schütten Botenstoffe (Zytokine, Interleukine) aus, wodurch die Immunantwort weiter angekurbelt wird (Entzündung, Fieber).

Absender:

Name

Straße / Hausnr.

PLZ Ort

Land

Telefon

Telefax

E-Mail

Bitte ausreichend frankieren

Deutsche Post

ANTWORT

VAK Verlags GmbH
Eschbachstraße 5
79199 Kirchzarten
Deutschland

Absender:

Name

Straße / Hausnr.

PLZ

Ort

Land

Telefon

Telefax

E-Mail

Bitte
ausreichend
frankieren

Deutsche Post

ANTWORT

VAK Verlags GmbH
Eschbachstraße 5
79199 Kirchzarten
Deutschland

Die spezifische Immunabwehr ist lernfähig und kann durch Bildung von Antikörpern ganz gezielt auf antigene Strukturen von Erregern reagieren. Hierzu zählen antigenpräsentierende Zellen (APC) und vor allem die T-Lymphozyten (zellvermittelte Immunabwehr auf Zellebene) und die B-Lymphozyten (humorale Immunabwehr durch im Blut gelöste Stoffe). Nach erfolgter Immunreaktion bleiben Gedächtniszellen und spezifische Antikörper zurück, die eine erneute Infektion mit demselben Erreger sofort abwehren können.

Granulozyten bilden den Hauptanteil der Leukozyten (Weiße Blutkörperchen) und können in das Gewebe einwandern. Neutrophile Granulozyten werden von Zytokinen zum Infektionsherd gelockt. Eosinophile Granulozyten treten besonders bei Parasitenbefall und bei Allergien in Erscheinung. Die genaue Rolle der Basophilen Granulozyten ist noch nicht bekannt.

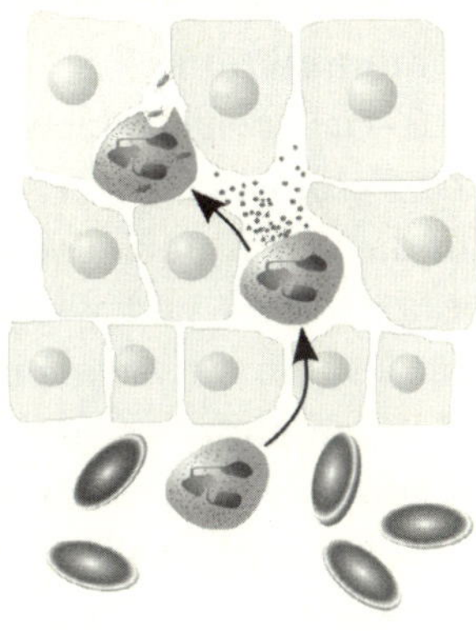

Ein Neutrophiler Granulozyt wandert aus einem Blutgefäß in das Gewebe ein, sezerniert proteolytische Enzyme, um interzelluläre Verbindungen zu lösen, und frisst (phagozytiert) Bakterien.
(Quelle: Uwe Thormann, Wikipedia, public domain)

Makrophagen sind Riesenfresszellen im Gewebe, die aus Monozyten entstehen. Sie nehmen ein Antigen auf (zum Beispiel Einzelteile eines Erregers) und präsentieren es mittels einer speziellen Zelloberflächenstruktur (MHC-II-Komplex) einer T-Helferzelle. Diese leitet dann eine auf das betreffende Antigen abgestimmte Immunreaktion ein (adaptive Immunantwort). Auch für die Beseitigung von Schadstoffen und Abfallprodukten sind die Makrophagen zuständig.

Unsere Körperzellen weisen sich gegenüber dem Immunsystem durch bestimmte Strukturen auf ihrer Oberfläche als körpereigen aus (Haupthistokompatibilitätskomplex, MHC). Fehlen diese Strukturen z. B. bei fremden oder kranken Zellen, werden sie von den Natürlichen Killerzellen vernichtet.

Zytotoxische T-Zellen (Killerzellen) erkennen Antigene, die durch den MHC-I-Komplex auf infizierten Zellen (vor allem Virusinfektionen) oder Krebszellen präsentiert werden und lösen bei ihnen den programmierten Zelltod aus.

T-Zellen werden im Knochenmark gebildet und reifen im Thymus. Mittels der Rezeptoren auf der Zelloberfläche erkennt jeder T-Lymphozyt ein spezielles Antigen, wenn es ihm von anderen Zellen (Dendritische Zellen, Makrophagen, B-Lymphozyten) präsentiert wird. Daraufhin teilt er sich und schüttet Botenstoffe (Lymphokine) aus. Die T1-Helferzellen verstärken hauptsächlich die zelluläre, die T2-Helferzellen die humorale Immunreaktion.

T-Helferzellen tragen das CD4-Protein auf ihrer Oberfläche. Zytotoxische T-Zellen tragen das CD8-Protein und sorgen für die Vernichtung erkrankter Zellen. Regulatorische T-Zellen besitzen CD4 und weitere Rezeptoren. Sie wirken mäßigend auf das Immunsystem ein.

B-Lymphozyten sind weiße Blutkörperchen, die nach Antigenkontakt und Aktivierung durch T-Helferzellen (mittels Lymphokinen) in Plasmazellen umgewandelt werden und dann spezifische Antikörper produzieren, die sie in die Körperflüssigkeiten abgeben.

Neben den Immunzellen gibt es auch sogenannte humorale Bestandteile des Immunsystems. Dazu gehören die Antikörper, die auf Antigene zugeschnitten sind und diese für die weitere Bekämpfung markieren und das Komplementsystem aktivieren. Sie können die Fremdkörper durch Verkleben aber auch direkt inaktivieren.

Auch das Komplementsystem ist humoraler Bestandteil des

angeborenen Immunsystems. Es besteht aus mehr als dreißig verschiedenen Eiweißmolekülen, die unterschiedliche Immunfunktionen haben.

Zytokine umfassen eine Gruppe von Glykopeptiden (Eiweiße mit Zuckeranteil), die als Botenstoffe wichtige Funktionen für das Zellwachstum und die Zelldifferenzierung wahrnehmen. Es gibt Chemokine, Interferone (IFN), Interleukine (IL), Tumornekrosefaktoren (TNF) und koloniestimulierende Faktoren (CSF).

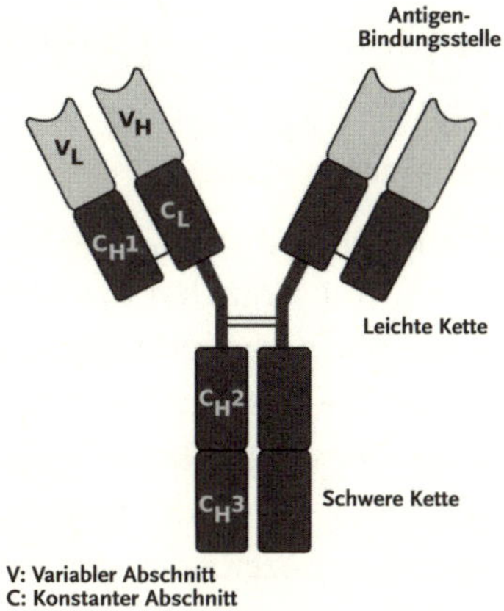

Typischer Aufbau eines Antikörpers (hier IgG) mit variablen und konstanten Abschnitten. (Quelle: Wikipedia, public domain)

- Chemokine locken bestimmte Immunzellen (die Chemokinrezeptoren tragen) zum Entzündungsgeschehen.
- Interferone üben insbesondere gegen Viren und Tumoren eine immunstimulierende Wirkung aus. Sie werden unter anderem bei Multipler Sklerose und viral bedingter Leberentzündung als Arzneimittel eingesetzt.
- Die fast drei Dutzend Interleukine koordinieren unsere Immunreaktionen und bewirken Teilung, Wachstum, Reifung oder Aktivierung von Immunzellen.
- Tumornekrosefaktoren, am besten erforscht ist der TNF-α, sind an Entzündungsreaktionen beteiligt, indem sie das Wachstum, die Differenzierung und den Tod von Zellen, aber auch die Ausschüttung anderer Zytokine auslösen. Der Name geht darauf zurück, dass zunächst nur die Fähigkeit bekannt war, manche Tumoren absterben (nekrotisieren) zu lassen.
- Koloniestimulierende Faktoren sind Wachstumsfaktoren der roten und weißen Blutkörperchen.

Opioide, Opioidantagonisten und Opioidrezeptoren

Da Naltrexon ein Opioidantagonist ist, müssen wir uns ein wenig mit Begriffen aus diesem Themenbereich befassen, um seine Wirkungsweise verstehen zu können. Betrachten wir zunächst die Begriffe Opioide, Opioidantagonisten und Opioidrezeptoren (vgl. hierzu beispielsweise Friderichs und Straßburger 2002). Oft findet man statt Opioid auch den Begriff Opiat. Letzterer bezeichnet genau genommen nur die im Opium vorkommenden Schmerz stillenden Substanzen. Der Begriff Opioid hingegen umfasst alle Stoffe mit morphinähnlichen Eigenschaften, also Opiate, synthetische und halbsynthetische Stoffe und körpereigene Opioide. Sie alle entfalten ihre Wirkung dadurch, dass sie an auf sie zugeschnittene Strukturen an Zellmembranen binden (Schlüssel-Schloss-Prinzip). Diese Strukturen sind die Opioidrezeptoren, die man mit griechischen Buchstaben bezeichnet (dies wird im Folgenden noch erläutert).

Da sie eine Aktivität auslösen (Ausschüttung von Botenstoffen usw.), spricht man bei Opioiden auch von Opioidagonisten. Substanzen, die an dieselben Rezeptoren binden, sie aber wie Naltrexon blockieren, nennt man konsequenterweise Opioidantagonisten (Gegenspieler der Opioide).

Die Opioidanalgetika (Schmerzmittel), auch Heroin, wirken vor allem am My-Rezeptor und ein wenig am Kappa-Rezeptor. Durch die Bindung an den My-Rezeptor werden Schmerzlinderung, entspannte Euphorie, Ruhegefühl, Furcht- und Sorglosigkeit, Atemdämpfung und Hustenreiz verursacht. Über den Kappa-Rezeptor erfolgen Schmerzlinderung, Pupillenverengung und Beruhigung (Sedierung). Weitere Nebenwirkungen des Heroins sind Übelkeit, Erbrechen und Verstopfung.

Indem Opioidantagonisten die Opioidrezeptoren besetzen, verhindern sie die Wirkung von Opioiden im Körper.

Die vom Körper selbst (endogen, im Inneren) gebildeten Opioide unterteilt man in Endorphine, Dynorphine und Enkephaline. Endorphine werden, neben anderen körpereigenen Signalstoffen, auch als Glückshormone bezeichnet, weil sie unter anderem für das Glücksgefühl beim Sport und beim Sex mitverantwortlich sind. Alle endogenen Opioide spielen bei der Schmerzempfindung eine Rolle. In Zusammenhang mit LDN ist vor allem das Met-Enkephalin (= Opioidwachstumsfaktor) von Interesse, das in einem späteren Kapitel genauer beschrieben wird.

Man unterscheidet My-Rezeptoren (μ_1, μ_2 und wahrscheinlich μ_3), Delta-Rezeptoren (δ_1 und δ_2), Kappa-Rezeptoren (κ) und ORL-Rezeptoren (Orphan- oder Opioid Receptor Like). Früher kannte man zusätzlich einen Sigma-Rezeptor (σ) und einen Epsilon-Rezeptor (ε). Ersterer konnte nicht bestätigt werden und Letzterer scheint lediglich eine Variante des My-Rezeptors zu sein.

Je nachdem, an welchen Rezeptor ein Opioid andockt, werden sehr unterschiedliche Effekte ausgelöst (siehe Tabelle). Wie erwähnt, aktiviert Morphin beispielsweise hauptsächlich μ, wenig κ und δ gar nicht. Beta-Endorphine binden vorwiegend an μ und δ, Enkephaline vorwiegend an δ und Dynorphine vorwiegend an κ.

Es gibt auch Substanzen, die sowohl Opioidagonisten als auch Opioidantagonisten sind, je nachdem, welche Rezeptoren sie besetzen. Naloxon und Naltrexon sind reine Opioidantagonisten. Sie blockieren hauptsächlich die My-Rezeptoren und verhindern dadurch, dass Opioidagonisten ihre Aktivität entfalten können. Naltrexon ist also ausschließlich ein Opioidantagonist ohne eigene Agonistenfunktion und wirkt demnach nicht Schmerz stillend.

Wirkung	μ_1	μ_2	κ	δ
Supraspinale Analgesie (Schmerzstillung oberhalb des Rückenmarks)	●		●	●
Spinale Analgesie (Schmerzstillung auf Rückenmarksebene)	●	●	●	●
Hypothermie (Unterkühlung)	●			
Atemdepression (Herabsetzung der Atmung)		●	●	●
Euphorie	●	●		
Dysphorie			●	
Miosis (Pupillenverengung)	●	●	●	
Mydriasis (Pupillenerweiterung)			●	
Verstopfung (Obstipation)		●		●
Körperliche Abhängigkeit	●	●		●
Sedation (Ruhigstellung)			●	
Hypotonie				●

Wirkung von Opioiden durch Bindung an unterschiedliche Opioidrezeptoren. In der Tabelle wurden Informationen unterschiedlicher Quellen (Friderichs und Straßburger 2002, www.studentenlabor.de, wikipedia usw.) zusammengefasst. Sie erhebt keinen Anspruch auf Vollständigkeit.

Die Schmerz lindernde Wirkung von Opioiden beruht auf der Beeinflussung der Freisetzung von Neurotransmittern (Norepinephrin, Dopamin, Serotonin und Substanz P). Während andere Schmerzmittel (Analgetika) direkt am Entstehungsort des Schmerzes wirken, verringern Opioide die Verarbeitung und die Stärke von Schmerzimpulsen im Zentralnervensystem. Sie beeinflussen aber auch das Lernvermögen, das Gedächtnis, das Immunsystem, den Appetit, die Verdauung, die Körpertemperatur, das Herz-Kreislauf-System und endokrine Funktionen (Hormonausschüttung ins Blut). Bei ausreichend hoher Dosierung können Opioide das Zentralnervensystem sogar derart betäuben, dass Operationen möglich sind. Daher sind Opioide auch Narkotika.

Die Tatsache, dass fast alle Immunzellen Opiatrezeptoren auf ihrer Oberfläche tragen, deutet schon darauf hin, dass Opiate deren Funktion wesentlich zu steuern vermögen. Tatsächlich spielen sie eine wichtige Rolle bei der Immunabwehr. Opioide beeinflussen die Entwicklung, die Differenzierung und die Funktion von Immunzellen. Auch auf vielen Krebszellen befinden sich Opioidrezeptoren. Das erklärt die Wirkung von LDN bei dieser Krankheit.

Der Opioidwachstumsfaktor und sein Rezeptor

Wie erwähnt, zählen Met-Enkephalin und Leu-Enkephalin zu den körpereigenen Opioiden und wirken als natürliche Schmerzmittel. Ian Zagon und seine Mitarbeiter identifizierten Met-Enkephalin als sogenannten Opioidwachstumsfaktor (Opioid Growth Factor, OGF). Das Pentapeptid (kleines Protein aus fünf Aminosäuren) Met-Enkephalin kommt in verschiedenen Körpergeweben vor, wo es unterschiedliche modulierende Signale auf Zellen ausübt. In niedriger Dosierung hemmt es das Zellwachstum und regt es in hoher Dosierung an. Außerdem fanden sie den Rezeptor (OGFr), an den OGF bindet. Dieser Rezeptor befindet sich an der äußeren Membran des Zellkerns. Bindet der Opioidwachstumsfaktor OGF an ihn, wird der Komplex in den Zellkern eingeschleust und kann dort direkt auf die Erbsubstanz (DNA) einwirken.

Ursprünglich hatte man den OGFr als neuen Opioidrezeptor (Zeta, ζ) angesehen. Er hat aber kaum Ähnlichkeit mit den anderen Opioidrezeptoren und erfüllt auch ganz andere Aufgaben.

Man fand heraus, dass OGF und OGFr das Wachstum normaler und entarteter Zellen regulieren. Sie spielen aber auch eine Rolle bei der Embryonalentwicklung und der Wundheilung.

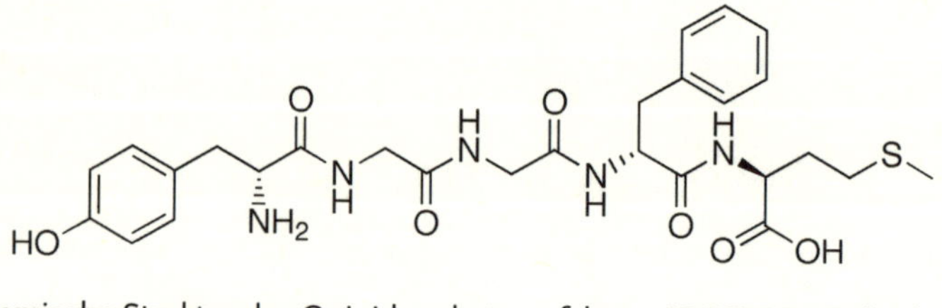

Chemische Struktur des Opioidwachstumsfaktors (OGF) Met-Enkephalin. (Quelle: Wikipedia, public domain)

Die Arbeitsgruppe um Zagon entdeckte ebenfalls, dass LDN die Produktion von OGF und OGFr erhöht, indem es die My-Rezeptoren kurzzeitig blockiert. Das führt zu einer vorübergehenden Erhöhung der Konzentrationen von OGF und OGFr, was wiederum Prozesse in Gang setzt, die die Gewebeheilung, die Selbstheilung und das physiologische Gleichgewicht (Homöostase) fördern. Eine Übersicht der Forschungsarbeiten von Zagon zu diesem Thema findet sich im Internet unter: *https://en.wikipedia.org/wiki/OGFr*

Viele der nachfolgenden Kapitel befassen sich mit der Wirkung von LDN bei Autoimmunerkrankungen. Deshalb sei hier ein wichtiger Aspekt zur Wirkung von OGF und OGFr auf Immunkrankheiten vorausgeschickt, denn deren Konzentration wird ja durch LDN erhöht.

Eine kroatische Arbeitsgruppe (Štambuk et al. 1999) behandelte 38 Patienten mit verschiedenen Immunkrankheiten ein halbes Jahr bis knapp drei Jahre lang mit dem Opioidwachstumsfaktor Met-Enkephalin. Man stellte klinische Verbesserungen und einen signifikanten Rückgang (Anzahl und Schwere) von Rückfällen fest. Gamma-Interferon, Phagozyten, Natürliche Killerzellen und Lymphozytenfunktionen wurden durch Met-Enkephalin moduliert.

Die Autoren schließen daraus, dass die Therapie mit Met-Enkephalin die Rückfälle bei Autoimmunerkrankungen verringert und berichten, dass in den meisten Fällen keine Corticosteroidbehandlung nötig war. Sie betonen, dass die Steroiddosis bei schweren Autoimmunerkrankungen durch die gleichzeitige Gabe von Met-Enkephalin stark reduziert werden konnte und keine Nebenwirkungen beobachtet wurden.

Die in der Studie untersuchten Krankheiten waren Uveitis (eine entzündliche Augenkrankheit), Morbus Behçet (ein Immundefekt aus dem rheumatischen Formenkreis), Allergische Konjunktivitis (allergisch bedingte Bindehautentzündung), Allergische Rhinitis (allergisch bedingter Schnupfen),

Sehnerventzündung, Multiple Sklerose, Systemischer Lupus Erythematodes, Rheumatoide Arthritis und Evans-Syndrom / Hämolytische Anämie. Ein Forscher fand einen Nutzen von Enkephalinen in der Behandlung von MS-Patienten (Jankovic 1991).

Der besondere Effekt von niedrig dosiertem Naltrexon (LDN)

Bei hoher Dosierung (50 mg und mehr) blockiert Naltrexon My-Rezeptoren und Delta-Rezeptoren dauerhaft. Bei niedriger Dosierung (LDN) von 3-4,5 mg werden nur die My-Rezeptoren blockiert und das auch nur für etwa vier bis sechs Stunden. Und genau darin liegt das Besondere von LDN: Der eigentliche Effekt von LDN tritt nämlich erst nach Ablauf der vorübergehenden Blockade des My-Rezeptors ein. Dann kommt es zu einem überschießenden Effekt, dem sogenannten Rebound-Effekt (rebound = zurückprallen). Dieser Effekt äußert sich dadurch, dass eine vermehrte Produktion endogener Opioide erfolgt. Auf diese Botenstoffe reagieren die Körperzellen dann mit diversen biochemischen Prozessen wie Hemmung des Zellwachstums, Heilungsförderung, Entzündungshemmung und Wiederherstellung der Homöostase (Gleichgewicht).

Bihari (1988) ist der Auffassung, dass My- und Delta-Rezeptoren miteinander verknüpft sind. Die Aktivierung des My-Rezeptors verhindert demnach den Zugang des Delta-Rezeptors zu den Stoffen, die natürlicherweise an ihn binden (seine Liganden). Das sind Met-Enkephalin (siehe Kapitel *Der Opioidwachstumsfaktor und sein Rezeptor*) und Beta-Endorphin. Während der Delta-Rezeptor normalerweise das Immunsystem ankurbelt, wirkt der My-Rezeptor entgegengesetzt. Da Alpha-Interferon ein My-Agonist ist, dürfe es den Delta-Rezeptor hemmen und dadurch immunhemmend wirken. LDN wiederum ist ein reiner My-Antagonist. LDN könnte teilweise das Immunsystem ankurbeln, indem es eine durch Alpha-Interferon bewirkte Aktivierung des My-Rezeptors blockiert. Da, so Bihari, erhöhte Alpha-Interferonwerte charakteristisch für diverse Autoimmunerkrankungen sind, könnte LDN also hier regulierend eingreifen. Die Blockierung der My-Aktivierung wiederum würde die Bildung von Delta-Rezeptoren auf Immunzellen hervorrufen, die auf endogenes Met-Enkephalin (Opioidwachstumsfaktor) und Beta-Endorphin reagieren. Außerdem könnte Naltrexon eine Erhöhung der CRF-Produktion (Corticotropin Releasing Factor) und eine Beta-Endorphin-Ausschüttung bewirken.

LDN und Autoimmunerkrankungen

Da LDN hauptsächlich bei Autoimmunerkrankungen eingesetzt wird, folgt hier vorab ein allgemeines Kapitel, bevor einzelne Erkrankungen detailliert besprochen werden.

Vereinfacht kann man sagen, dass das Immunsystem bei einer Autoimmunerkrankung irregeleitet ist und körpereigene Strukturen angreift. Wie schon in dem Kapitel *Einige Mitspieler des Immunsystems* ausgeführt wurde, können Immunzellen anhand von Oberflächenstrukturen (Glykoproteine) auf den Zellmembranen normalerweise sehr gut zwischen fremd und eigen unterscheiden.

Dringen fremde Stoffe, wie Bakterien oder Viren, aber auch Pollen usw. in unseren Körper ein, werden sie anhand ihrer individuellen Zelloberflächenzucker als fremd identifiziert und von unserem Immunsystem bekämpft. Auch Krebszellen können auf diese Weise als entartet erkannt werden. Allerdings gelingt es ihnen und vielen anderen Krankheitserregern oft, sich zu tarnen und unser Immunsystem zu täuschen. Die genannten Oberflächenantigene sind übrigens auch für die Abstoßungsreaktionen von transplantiertem Gewebe und für Blutgruppenunverträglichkeiten verantwortlich (ausführliche Erläuterungen zu diesem Thema bei Pies 2007).

Es kann aber auch passieren, dass sich unser Immunsystem irrt und körpereigene Oberflächenantigene (HLA-Antigene = Human Leucocyte Antigens = Haupthistokompatibilitätskomplex) plötzlich als fremd einstuft. Dann greift es konsequenterweise die Zellen an, die die vermeintlich fremden Antigene auf ihrer Oberfläche tragen. Welche Krankheit dann entsteht und welche Organe betroffen sind, hängt davon ab, welche Zellen angegriffen werden. In der Tabelle sind einige wesentliche Autoimmunerkrankungen mit den betroffenen Organen und Geweben aufgeführt.

Erkrankung	Betroffene Organe / Gewebe
Autoimmunhepatitis	Leber
Bullöses Pemphigoid	Haut, Mundschleimhaut
Chronische Gastritis	Magen
Colitis ulcerosa	Dickdarm, Mastdarm
Diabetes mellitus Typ I	Bauchspeicheldrüse
Glomerulonephritis	Nieren
Guillain-Barré-Syndrom	Periphere Nerven (Myelinschicht)
Hashimoto Thyreoiditis	Schilddrüse
Lupus erythematodes	Haut, Innere Organe
Morbus Basedow	Schilddrüse
Morbus Bechterew (Spondylitis ankylosans)	Wirbelsäule, Iris
Morbus Behçet	Haut, Iris
Morbus Crohn	Verdauungstrakt, besonders Dünndarm und Dickdarm
Multiple Sklerose	Zentralnervensystem (Myelinscheiden)
Myasthenia gravis	Signalübertragung zwischen Nerv und Muskel
Pemphigus	Haut
Rheumatisches Fieber	Gelenke (Bindegewebe), Herzgewebe, Haut, Gehirn
Rheumatoide Arthritis	Gelenke (Bindegewebe), Sehnen
Sjögren-Syndrom	Speicheldrüsen, Tränendrüsen
Systemischer Lupus erythematodes	Haut, Gelenke, Nieren, Gefäße, Zentralnervensystem
Vitiligo, Weißfleckenkrankheit	Haut (Melanozyten)
Zöliakie	Dünndarm

Man kennt heute etwa 100 verschiedene Autoimmunerkrankungen. In fünfzig Prozent der Fälle ist die Schilddrüse betroffen, in zwanzig Prozent der Fälle werden die Gelenke angegriffen und bei weiteren zwanzig Prozent sind es Nieren, Leber, Rote Blutkörperchen, Speichel- und Tränendrüsen sowie Haut und Augen.

Myasthenia gravis, Multiple Sklerose, insulinabhängiger Diabetes mellitus und systemischer Lupus erythematodes machen zusammen etwa fünf Prozent der Autoimmunerkrankungen aus. Der Rest von weiteren fünf Prozent verteilt sich auf diverse seltene Krankheitsformen. Der Vollständigkeit halber sei erwähnt, dass es auch Stimmen gibt, die Multiple Sklerose und Morbus Crohn nicht als Autoimmunerkrankungen ansehen.

Man geht davon aus, dass etwa zwanzig Prozent aller Menschen genetisch prädisponiert für Autoimmunerkrankungen sind, das heißt sie haben eine ererbte Veranlagung dafür, eine solche Krankheit zu bekommen. In Abhängigkeit von äußeren Faktoren kann diese dann tatsächlich ausbrechen. Das ist bei drei bis fünf Prozent der Betroffenen der Fall. Die auslösenden Faktoren sind äußerst vielfältig und umfassen unter anderem Vitamin- und Spurenelementmangel, Viren, Bakterien, verschiedene Metalle, Gifte und Strahlungen, Impfstoffe, Hormone sowie psychischen und oxidativen Stress.

Es gibt auch geschlechtsspezifische, ethnische und regionale Unterschiede. So sind Frauen sieben- bis neunmal öfter betroffen als Männer. 90 Prozent der autoimmunen Schilddrüsenerkrankungen betreffen beispielsweise Frauen, während Morbus Bechterew meist Männer befällt.

Warum gerade die Menschen der westlichen Welt von Autoimmunerkrankungen betroffen sind, ist noch ungeklärt. Interessanterweise erkranken Einwanderer aus weniger gefährdeten Regionen aber genauso oft wie statistisch im Einwanderungsland üblich. Das lässt vermuten, dass ganz bestimmte regionale Faktoren oder die Lebensweise für den Ausbruch der Krankheit verantwortlich sind.

Ganz besonders auffällig ist das bei bestimmten Bevölkerungsgruppen gehäufte oder fehlende Auftreten von Multipler Sklerose. Sie tritt vorwiegend bei Nordeuropäern und am häufigsten bei Schotten auf, kaum aber bei Asiaten, Afrikanern und der amerikanischen Urbevölkerung, während die Völker der Roma, Inuit und Bantu überhaupt nicht betroffen sind. Afroamerikaner sind nur halb so gefährdet wie Amerikaner europäischen Ursprungs. Dafür verläuft eine Multiple Sklerose bei ihnen aber aggressiver und ist mit starker Bewegungseinschränkung verbunden. Morbus Bechterew tritt hingegen besonders häufig bei amerikanischen Indianern auf.

Einige der möglichen Ursachen von Autoimmunerkrankungen verdienen im Hinblick auf LDN besondere Aufmerksamkeit. Neben einer Überaktivität des Immunsystems ist eine Schwächung durch infektiöse Agenzien möglich. LDN unterstützt beziehungsweise moduliert, wie wir wissen, das Immunsystem, indem es beispielsweise die Produktion von Endorphinen und des Opioidwachstumsfaktors sowie seines Rezeptors anregt.

Da sich das Immunsystem bei Autoimmunerkrankungen in ständiger Alarmbereitschaft befindet, kommt es auch zur ständigen Produktion freier Radikale als einem zentralen Element der Immunabwehr. Das wiederum hat oxidativen Stress zur Folge, der eine permanente Immunantwort verursacht (ausführliche Informationen hierzu bei Pies 2008). LDN wirkt oxidativem Stress entgegen.

Auch der programmierte Zelltod (Apoptose) spielt bei Autoimmunerkrankungen (Morbus Parkinson und Multiple Sklerose) wahrscheinlich eine Rolle. So kommt es bei MS-Patienten zu Läsionen aufgrund von durch Apoptose zugrunde gegangenen Oligodendrozyten. Das sind die Zellen, die das Myelin für die Myelinscheide herstellen. Die Myelinscheide wiederum ist unabdingbare Voraussetzung für die Informationsleitung (siehe Kapitel *Einige wichtige Elemente des Nervensystems*).

Mikrogliazellen sind *die* Immunzellen des Zentralnervensystems. Sie sind bei MS-Patienten dauerhaft aktiviert. Das geschieht bei gesunden Menschen jedoch normalerweise nur bei Infektionen oder Verletzungen. Daraufhin bilden sie unter anderem die freien Radikale Stickstoffmonoxid und Peroxinitrit. In zu hoher Konzentration können diese zur Zerstörung von Nervenzellen (Neurodegeneration) führen. An der Entstehung dieser freien Radikale ist das Enzym Stickstoffmonoxidsynthase maßgeblich beteiligt. Dessen Aktivität kann durch LDN verringert werden.

Auch die sogenannte Exzitotoxizität durch Glutamat scheint eine Rolle zu spielen. Unter Exzitotoxizität versteht man die Zerstörung von Nervenzellen durch eine Reizüberflutung aufgrund zu hoher Konzentrationen an Neurotransmittern, insbesondere Glutamat. Dadurch können ganze Hirnareale zugrunde gehen.

Eine Vorstellung von Autoimmunerkrankungen geht davon aus, dass Viren und Bakterien als Auslöser fungieren können. Sie haben nämlich die Fähigkeit, das Immunsystem zu täuschen, indem sie sich verstellen.

Dabei ahmen sie die Eigenschaften des Wirtsorganismus nach (Molekulare Mimikry). Werden die Krankheitserreger dann doch als fremd erkannt, kann es passieren, dass das Immunsystem irritiert ist und auch eigene Zellen als fremd einstuft und bekämpft.

Zytokine (Interferon, Interleukin usw.) sind wichtige Botenstoffe bei Immunreaktionen. Manche Zytokine unterstützen Entzündungsreaktionen und die Aktivierung von Lymphozyten. Werden Zytokine bei einer allergischen Reaktion freigesetzt, können sie bei für Autoimmunerkrankungen prädisponierten Menschen eine solche Krankheit auslösen.

LDN verringert in Gliazellkulturen die Bildung mikroglialer Zytokine (Interleukin-1β).

Auch chronischer psychischer Stress fördert diverse Krankheiten. LDN wirkt den Folgen von chronischem Stress durch vermehrte Endorphinbildung (Wohlbefinden) entgegen.

Einige wichtige Elemente des Nervensystems

Für das Verständnis der Wirkung von LDN bei neurodegenerativen Erkrankungen, von denen die folgenden Kapitel handeln, ist die Erläuterung einiger Elemente des Nervensystems wichtig.

Eine typische Nervenzelle (Neuron) besteht aus dem Zellkörper (Soma) und einem bis zu einem Meter oder noch längeren Fortsatz (Axon). Ferner gehen von dem Zellkörper zahlreiche kleine verästelte Fortsätze (Dendriten) ab, von denen Impulse benachbarter Neurone aufgenommen werden (bis zu 200 000 Kontaktstellen pro Nervenzelle). Über das Axon werden elektrische Impulse an die verzweigten Enden (Endknöpfchen) weitergeleitet. Aus dem Endknöpfchen werden Signalstoffe (Neurotransmitter) in den synaptischen Spalt zwischen dem Endknöpfchen der Senderzelle und dem Dendriten der Empfängerzelle ausgeschüttet, die dann an bestimmte Strukturen der Empfängerzelle (Rezeptoren) binden. In der Empfängerzelle wird dieses chemische Signal dann wieder in ein elektrisches umgewandelt. Die (präsynaptische) Membran, aus der die Neurotransmitter ausgeschüttet werden, sowie der Spalt zwischen den beiden Zellen und die postsynaptische Membran, an die die Neurotransmitter andocken, bilden eine Synapse.

Neben den für die Signalübertragung wichtigen Neuronen enthält unser Nervengewebe auch ein Stützgerüst, das aus einer Vielzahl verschiedener Gliazellen besteht. Diese Gliazellen haben darüber hinaus aber auch die Aufgabe, die Nervenzellen gegenseitig zu isolieren und sind an der Versorgung und den Informationsprozessen im Gehirn beteiligt. Wie wichtig die Gliazellen sind, zeigt die Tatsache, dass sie die Hälfte unserer Gehirnmasse ausmachen.

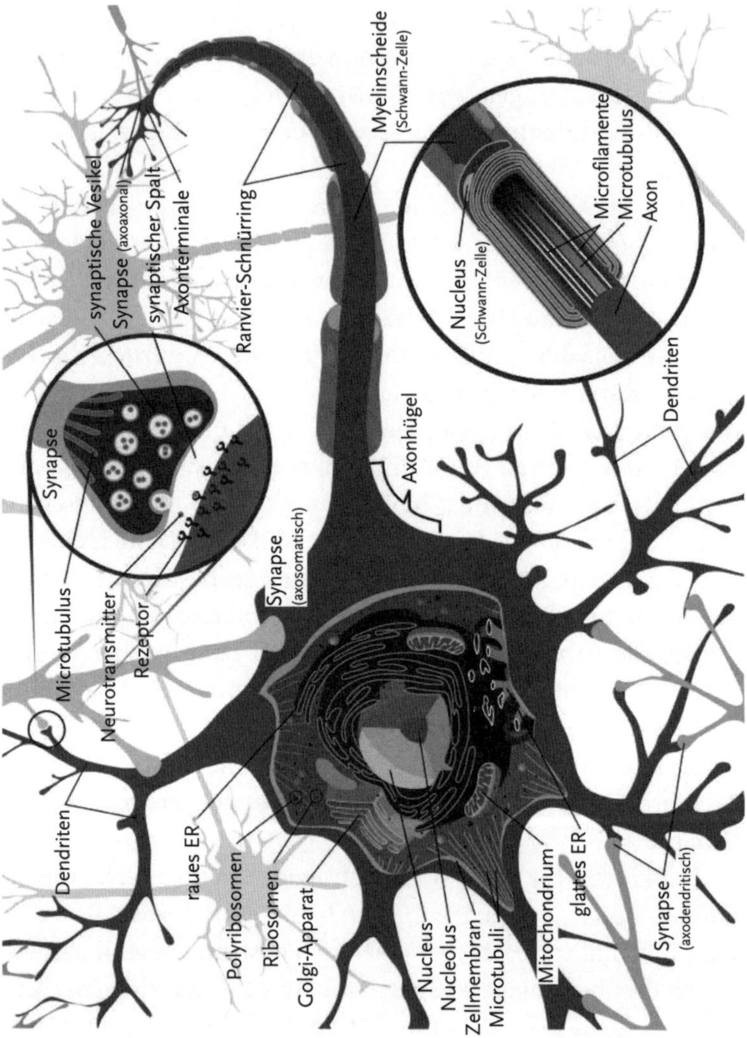
Dendriten
raues ER
Polyribosomen
Ribosomen
Golgi-Apparat
Nucleus
Nucleolus
Zellmembran
Microtubuli
Mitochondrium
glattes ER
Synapse (axodendritisch)
Microtubulus
Neurotransmitter
Rezeptor
Synapse (axosomatisch)
Synapse
synaptische Vesikel
Synapse (axoaxonal)
synaptischer Spalt
Axonterminale
Ranvier-Schnürring
Axonhügel
Myelinscheide (Schwann-Zelle)
Nucleus (Schwann-Zelle)
Microfilamente
Microtubulus
Axon
Dendriten

Einige Gliazelltypen spielen bei neurodegenerativen Erkrankungen eine Rolle. Dazu gehören Mikrogliazellen, Astrozyten, Oligondendrozyten (= Oligodendroglia) und Schwannsche Zellen. Letztere umgeben die Axone der Nervenzellen mit einer Isolierung, der Myelinscheide, die in regelmäßigen Abständen unterbrochen ist (Ranviersche Schnürringe). Das ermöglicht die schnelle elektrische Signalübertragung. Wird diese Myelinscheide zerstört, wie bei Multipler Sklerose, können keine Nervenimpulse mehr weitergeleitet werden und es kommt zu den typischen neurologischen Ausfallerscheinungen.

Die Mikrogliazellen machen etwa zwanzig Prozent der gesamten Gliazellen aus und sind die wichtigsten Immunzellen in unserem Gehirn. Sie erkennen krank machende Substanzen und leiten die erforderlichen Immunreaktionen ein. Diese Spezialisten sind in der Lage, vielfältige Aufgaben im Immunsystem des Gehirns zu übernehmen (Vermehrung, Fortbewegung, Umwandlung in Fresszellen, Bildung von Sauerstoffradikalen usw.). Um ihre Aufgaben wahrzunehmen, müssen sie aktiviert werden. Dies geschieht durch Infektionen und Verletzungen. Zusätzlich können Beta-Amyloid-Peptide (Alzheimer-Krankheit), das HIV-Mantelprotein gp120 (Zelloberflächenprotein, das eine Rolle bei der AIDS-Demenz spielt), aus Prionen entstandene Peptide und das Pestizid Rotenon eine Mikrogliaaktivierung auslösen.

Offenbar spielen aktivierte Mikrogliazellen aber auch eine Rolle bei der Entstehung und dem Fortschreiten verschiedener Krankheiten. So wurde aktivierte Mikroglia im Gehirn von Alzheimer-Patienten, Patienten mit Morbus Parkinson, mit AIDS-Demenz, Amyotropher Lateralsklerose, Multipler Sklerose sowie im Gehirn von Patienten mit Erkrankungen, die durch Prionen ausgelöst wurden. Zu den von aktivierten Mikrogliazellen ausgelösten Immunreaktionen gehört auch die Bildung verschiedener Substanzen, die die Nervenzellen schädigen können. Dazu zählen Zytokine wie der Tumornekrosefaktor

TNF-α und Interleukin-1β (IL-1β), Fettsäuremetaboliten und freie Radikale (Stickstoffmonoxid und Peroxynitrit). Peroxynitrit führt beispielsweise über die Hemmung des Glutamattransporters zur Glutamatanreicherung und dadurch zur Zerstörung von Nervenzellen (exzitatorische Neurotoxizität; siehe Kapitel *Gefahr durch den Botenstoff Glutamat*).

Gemeinsam führen TNF-α und IL-1β offenbar zur Zerstörung von Nervenzellen in der Großhirnrinde. Neben den neurotoxischen Stoffen produzieren Mikrogliazellen aber auch schützende Substanzen wie den Wachstumsfaktor Neurotrophin.

Oligodendrozyten sind im Zentralnervensystem für die elektrische Isolierung der Nervenfortsätze (Axone) gegeneinander wichtig, eine Aufgabe, die bei peripheren Nerven von den schon erwähnten Schwannschen Zellen wahrgenommen wird. Dabei kann ein Oligodendrozyt mehrere Axone umwickeln, eine Schwannsche Zelle aber nur eines.

Die Astrozyten (Astroglia, Sternzellen, Spinnenzellen) stellen den größten Anteil der Gliazellen dar, die Astroglia. Mit ihren Fortsätzen bilden sie Grenzstrukturen zur Hirnhaut und zu Blutgefäßen und bedecken bestimmte Oberflächen von Nervenzellen (Synapsen, Ranviersche Schnürringe und nicht von einer Myelinscheide umgebene Nervenfortsätze). Astrozyten sind für die Ernährung der Nervenzellen wichtig und für die Balance des Flüssigkeits- und Ionenhaushaltes im Gehirn (Homöostase). Sie spielen auch eine wichtige Rolle im Glutamathaushalt und schützen die Nervenzellen dadurch vor der Zerstörung durch zu hohe Glutamatkonzentrationen.

Daneben bilden sie die Blut-Hirn-Schranke und verhindern nach einer Nervenverletzung das neue Wachstum von Axonen, indem sie Glianarben bilden (Problem bei einer Querschnittslähmung). Andererseits bilden aktivierte Astrozyten nach Auslösung von Immunreaktionen das bereits erwähnte Neurotrophin, das den Untergang von Nervenzellen verhindern soll.

Gefahr durch den Botenstoff Glutamat

Normalerweise haben Neurotransmitter (Exzytotoxine) die Aufgabe, Signale von Nervenzelle zu Nervenzelle weiterzugeben. Glutamat ist der im Gehirn vorherrschende Neurotransmitter und es gibt mindestens zwanzig verschiedene Glutamatrezeptoren. Nachdem es von einer Nervenzelle in den synaptischen Spalt (Synapse = Stelle, an der zwei Nervenzellen zur Signalübertragung zusammenstoßen) freigesetzt wurde, bindet es an Oberflächenstrukturen (Rezeptoren) der Nachbarzellen und aktiviert (erregt) sie. Normalerweise wird Glutamat nach der Ausschüttung wieder sehr schnell mittels spezieller Glutamattransporter von den Gliazellen aufgenommen, in Glutamin umgewandelt und den Neuronen wieder als Überträgerstoff Glutamat zur Verfügung gestellt.

Geschieht das jedoch nicht, reichert sich Glutamat an. Das führt zu einer dauerhaften Übererregung der Nervenzellen (Neurone und Oligodendrozyten) und dadurch zu deren Zerstörung (Exzitotoxizität; exzitatorische Neurotoxizität). Gründe für die Störung der Glutamattransporter können beispielsweise Sauerstoffmangel, freie Radikale, eine defekte Blut-Hirn-Schranke oder eine Hypoglykämie (zu wenig Glukose) sein. Auch das schon erwähnte, mithilfe von Stickstoffmonoxid-Synthase gebildete freie Radikal Peroxinitrit hemmt die Glutamattransporter.

Opioidantagonisten wie Naltrexon sind offenbar in der Lage, eine Mikrogliaaktivierung und durch Glutamat bedingte exzitatorische Nervenschäden zu verhindern. Wie LDN bei Multipler Sklerose wirken könnte, hat der New Yorker Mediziprofessor Patel folgendermaßen formuliert (Patel 2007): Astrozyten und Mikrogliazellen produzieren Peroxinitrite, die die Glutamattransporter in den Nervenzellen und den

Oligodendrozyten hemmen. Das führt zu einer erhöhten Nervengiftigkeit von Glutamat. Naltrexon könnte die Aktivität des Enzyms Stickstoffmonoxid-Synthase hemmen und dadurch die Bildung von Peroxinitrit verringern. In der Folge können die Transporter Glutamat wieder ungehindert abtransportieren. Dadurch könnte Naltrexon die Nerven zerstörenden Prozesse von Multipler Sklerose beeinflussen.

Eine Verringerung der Glutamatübererregung verringert wiederum die Mikrogliaaktivierung und dadurch den Zelltod von Myelin produzierenden Dendrozyten (vgl. Moore und Wilkinson 2009 sowie Y. P. Agrawal 2005 und 2006).

Die Nerven schädigende Glutamatübererregung spielt möglicherweise auch bei der Parkinsonschen Erkrankung, der Amyotrophen Lateralsklerose, der Alzheimerschen Krankheit, einem Schlaganfall und einem Trauma eine Rolle. Vermutlich verursacht die Übererregung von Glutamatrezeptoren durch zu hohe Glutamatkonzentrationen und damit verbundener oxidativer Stress eine Aktivierung der Mikroglia und Fehlfaltungen von Proteinen (z. B. Plaques bei Alzheimer- und Parkinson-Patienten).

LDN bei neurodegenerativen Erkrankungen

Unter dem Begriff neurodegenerative Erkrankungen fasst man verschiedene Krankheiten zusammen, bei denen das Nervensystem geschädigt wird. In den meisten Fällen sterben kontinuierlich mehr und mehr Nervenzellen ab. Das macht sich durch fortschreitende unterschiedliche neurologische Ausfälle bemerkbar, je nachdem, welche Areale betroffen sind. Die allgemein bekanntesten neurodegenerativen Krankheiten sind Morbus Parkinson, Morbus Alzheimer und Multiple Sklerose. Aber auch Chorea Huntington, Amyotrophe Lateralsklerose, Lewy-Körperchen-Demenz, Morbus Pick, Progressive Supranukleäre Blickparese und Kortikobasale Degeneration gehören dazu. Auf Morbus Parkinson, Multiple Sklerose und amyotrophe Lateralsklerose wird in separaten Kapiteln gesondert eingegangen.

Wie genau LDN bei neurodegenerativen Krankheiten hilft, ist noch nicht in allen Einzelheiten bekannt. Ganz sicher wirkt es aber oxidativem Stress entgegen, der für viele neurodegenerative Prozesse verantwortlich ist.

Trotz der Verschiedenheit dieser Krankheiten kennt man auch Gemeinsamkeiten oder Ähnlichkeiten, die teilweise auf Zellebene zu finden sind. Dazu gehören neben Entzündungsprozessen auch die Bildung strukturell veränderter Eiweiße und das Auslösen von Zelltod. Vielfach findet sich eine genetische Veränderung, die zur Bildung von Proteinen mit verlängerten Glutamineinheiten (Polyglutamin, Polyglutaminstränge) führen. Glutamin ist mit 20 Prozent der Hauptbestandteil freier Aminosäuren in unserem Blut und spielt vor allem nach Operationen, Verbrennungen, Verletzungen und Infektionen eine wichtige Rolle bei der Genesung. Die Glutaminsäure (Glutamat) ist hingegen, wie schon erwähnt, ein wichtiger Neurotransmitter des zentralen Nervensystems.

Werden aufgrund genetischer Mutationen längere Einheiten aus mehreren Glutaminmolekülen als üblich gebildet, entsteht Polyglutamin. Dadurch kann es zur fehlerhaften Faltung von Proteinen und anormalen Interaktionen mit anderen Zelleiweißen kommen. Ein solches Protein mit einer erhöhten Anzahl von Glutamineinheiten ist das mutierte Huntingtin, das die Krankheit Chorea Huntington auslöst. Diese früher als Veitstanz bezeichnete Erbkrankheit bricht meist im Alter von etwa vierzig Jahren aus und macht sich durch psychische Symptome und Bewegungsstörungen bemerkbar. Fünf von 100 000 Menschen sind in unseren Breiten davon betroffen.

Auch Störungen der Bewegungskoordination (Ataxieerkrankungen) werden durch Polyglutamine ausgelöst. Aber auch ein für den Spracherwerb wichtiges Protein, das Forkhead-Box-Protein P2 (FOXP2), enthält Polyglutamineinheiten. Es wird vom sogenannten Sprachgen codiert.

So wie es stärkeähnliche Ablagerungen (amyloide Plaques) von mutiertem Huntingtin gibt, so findet man bei Parkinson-Patienten die sogenannten Lewy-Körperchen, die auf Alpha-Synuclein (α-Synuklein) zurückgehen. Dieses Protein reguliert unter anderem in unserem Gehirn die Ausschüttung von Dopamin und kann Kanäle in den Zellmembranen bilden. Mutationen des Gens, das für die Bildung von Alpha-Synuclein verantwortlich ist, können zur erblichen Form von Morbus Parkinson und der Lewy-Körperchen-Demenz führen. Auch bei Prionenkrankheiten und Morbus Alzheimer soll Alpha-Synuclein eine Rolle spielen.

Alpha-Synuclein soll vor allem in dopaminergen Neuronen der Substantia nigra oxidativen Stress (freie Radikale) verursachen und für den Zelltod verantwortlich sein.

Bei neurodegenerativen Erkrankungen werden oft Proteinanhäufungen bzw. -ablagerungen in Zellen festgestellt. Normalerweise werden fehlerhafte Proteine in den Zellen enzymatisch zusammen mit dem Protein Ubiquitin in Proteosomen abgebaut. Geschieht das nicht, werden die Proteine zu einer Gefahr für den Organismus und werden als Aggregate abgelagert. Ob diese Aggregate Folge oder Ursache neurodegenerativer Erkrankungen sind, ist noch nicht ausreichend erforscht. Auch Störungen des phagozytotischen Abbaus (Auffressen) größerer Proteine können zu den genannten Aggregaten führen.

Fehlfunktionen der Mitochondrien spielen ebenfalls eine Rolle bei neurodegenerativen Erkrankungen und es gibt ernsthafte Hinweise darauf, dass solche Fehlfunktionen und oxidativer Stress ursächlich für Krankheiten wie Morbus Alzheimer, Morbus Parkinson, Morbus Huntington und die Amyotrophe Lateralsklerose sind. Bei der Energiegewinnung in den Mitochondrien entstehen natürlicherweise Sauerstoffradikale. Diese werden normalerweise durch antioxidative Prozesse in Schach gehalten. Bei einer Überproduktion kann es aber zu oxidativem Stress kommen, der zum Zelltod führt.

Vor allem im Alter führen Mutationen der mitochondrialen DNA und zunehmender oxidativer Stress vermehrt zu neurodegenerativen Krankheiten.

Weltweit leben knapp dreißig Millionen, in Deutschland etwa 700 000 Alzheimer-Patienten, wobei die Tendenz dieser Krankheit steigend ist. Sie zeichnet sich durch einen Verlust von Neuronen und Synapsen in der Großhirnrinde aus (Hirnatrophie). Es kommt zur Anhäufung des unnormal gefalteten Beta-Amyloids (A-beta oder Aβ), einem Bruchstück eines Vorläuferproteins (APP = Amyloid Precursor Protein), ein Transmembranprotein der Neuronen. Zusätzlich finden sich Ablagerungen von Neurofibrillen aus dem Tau-Protein (wichtig für den Zusammenbau der Mikrotubuli im Zytoskelett) in den Neuronen. Beta-Amyloide scheinen mittels Mikrogliaaktivierung (Bildung freier Radikale) neurotoxisch zu wirken (vgl. Moore und Wilkinson 2009).

Es gibt Hinweise darauf, dass Entzündungsprozesse eine Rolle bei der Entstehung einer Alzheimer Demenz spielen.

Die genaue Ursache ist jedoch noch unklar. Genetische Faktoren spielen aber sicher eine Rolle und ebenso die verminderte Bildung des Botenstoffes Acetylcholin und dadurch eine Schwächung der Gehirnleistung. Auch findet man bei Alzheimer-Patienten eine erhöhte Bildung freier Radikale in den Mitochondrien.

In Tierversuchen konnte festgestellt werden, dass LDN eine antioxidative Wirkung bei neurodegenerativen Erkrankungen hat und Entzündungen verringert (vgl. Moore und Wilkinson 2009).

LDN bei Morbus Parkinson

Morbus Parkinson tritt, wie die Alzheimer Erkrankung, mit zunehmendem Alter gehäuft auf. In Deutschland leben etwa 250 000 Patienten. Bei Betroffenen sterben in der Substantia nigra (Schwarze Substanz des Gehirns) immer mehr Nervenzellen ab. Dadurch entsteht ein Mangel an dem Botenstoff Dopamin und in der Folge ein Zuviel des Botenstoffes Acetylcholin. Wahrscheinlich spielt aktivierte Mikroglia eine Rolle bei der Entstehung von Morbus Parkinson. Jedenfalls fand man bei Parkinson-Patienten erhöhte Werte entzündungsfördernder Zytokine und Hinweise auf oxidativen Stress. Es gibt Anzeichen dafür, dass Naloxon, ein anderer Opioidantagonist, eine positive Wirkung auf Morbus Alzheimer und Morbus Parkinson hat (vgl. Moore und Wilkinson 2009).

Wahrscheinlich kommt es bei Morbus Parkinson zu einer Anhäufung des erwähnten Proteins Alpha-Synuclein. In den zerstörten Zellen ist es an Ubiquitin gebunden. Diese Komplexe können nicht abgebaut werden, sondern werden als sogenannte Lewy-Körperchen in den Zellen abgelagert.

Bei der Entstehung von Morbus Parkinson spielen auch Fehlfunktionen des Parkin-Proteins eine Rolle, das Nerven vor der Schädigung durch Glutamat schützen könnte,[1] denn ein Glutamatüberschuss führt zu einem Untergang dopaminerger Nervenzellen. Dem wiederum kann, wie wir gesehen haben, LDN entgegenwirken.

Studien zur Behandlung von Morbus Parkinson mit LDN liegen noch nicht vor. Es gibt aber Fallberichte von Dr. Bihari, der bei vielen Krankheiten Erfahrungen mit LDN gesammelt hat (vgl. *www.lowdosenaltrexone.org/ldn_and_ai.htm*).

---

[1] Zur Bedeutung von Parkin vgl.: Anne Söhn; http://www.parkinson-fonds.de/index.php/Forschung/die-bedeutung-von-parkin-fuer-die-nmda-vermittelte-exzitotoxizitaet.html).

Er berichtete 2003 von sieben Patienten mit Morbus Parkinson, die er in seiner Praxis behandelte. Sie alle zeigten kein Fortschreiten der Erkrankung, nachdem Sie mit der LDN-Behandlung begonnen hatten. Bei einem von ihnen konnte sogar eine Symptombesserung festgestellt werden. Beim zweiten hielten die guten Resultate mehrere Jahre lang an. Bei einem Patienten hatte sich der Glabella-Reflex normalisiert. Darunter versteht man das reflexartige Blinzeln, wenn man an die Stirn klopft. Bei Gesunden lässt es nach einigen Wiederholungen nach, bei Kranken besteht es fort.

Ein 48-jähriger Parkinson-Patient hatte LDN nach zwei Jahren abgesetzt, weil er keine Verbesserung (aber auch keine Verschlechterung) verspürte. Daraufhin verschlechterte sich sein Zustand zweieinhalb Monate später. Nach Wiedereinnahme von LDN trat eine Verbesserung ein und die Dopamin-Dosis konnte um zwei Drittel gesenkt werden.

Erfahrungsbericht: LDN bei Morbus Parkinson

Bei dem Geschäftsmann wurde 1997 im Alter von etwa 55 Jahren Morbus Parkinson diagnostiziert. Er litt an einem linksseitigen Tremor an Hand und Fuß sowie einer Erschlaffung der linken Seite. 2004 musste er seinen Beruf aufgeben. Er konnte keine hundert Meter mehr weit gehen und sein Tremor war so stark, dass er kaum noch eigenständig essen konnte. 2006 ließ er sich einen „Hirnschrittmacher“ (DBS, Deep Brain Stimulation, tiefe Hirnstimulation) implantieren. Damit konnte er wieder gehen und Tremor und Akinese verschwanden. Allerdings stellten sich Gleichgewichtsprobleme und eine undeutliche Aussprache als Nebenwirkungen ein. Zusammen mit der Schlaflosigkeit waren sie sehr belastend für den Patienten. Obwohl er wieder in der Öffentlichkeit essen und lange Strecken zu Fuß gehen konnte, stürzte und verletzte er sich fast täglich.

Im Dezember 2006 wurde er dann auf LDN aufmerksam und begann mit der Einnahme von 1,5 mg täglich, die er später auf 4,5 mg steigerte. Schon nach der ersten Einnahme konnte er nachts wieder durchschlafen. Als sich nach zwei Monaten stimulierende Effekte des Naltrexons bemerkbar machten, nahm er zusätzlich 100 mg 5-Hydroxytryptophan (5-http), einem Vorläufer von Melatonin. Inzwischen haben die Gleichgewichtsstörungen aufgehört und die Dosis der Parkinson-Medikamente konnte reduziert werden. (Quelle: Moore und Wilkinson 2009 S. 75–77)

LDN bei Amyotropher Lateralsklerose (ALS)

Die Amyotrophe Lateralsklerose (Charcot-Krankheit) ist mit etwa fünf Betroffenen pro 100 000 Menschen relativ selten. Bei dieser Krankheit gehen aufgrund einer erhöhten Glutamatkonzentration für die Bewegung wichtige Nervenzellen (motorische Neuronen) zugrunde (siehe Kapitel *Gefahr durch den Botenstoff Glutamat*). Dabei spielt möglicherweise das Enzym Superoxiddismutase 1 (SOD1) eine Rolle.

Es kommt es unter anderem zu Funktionsstörungen und Abbau von Muskulatur und zu spastischen Lähmungen. Die Krankheit ist zwar nicht heilbar, aber mit β-Lactam-Antibiotika lassen sich beispielsweise die Glutamattransporter positiv beeinflussen, was zu einer Normalisierung des Glutamatspiegels führt. Wie erwähnt, hat auch LDN einen solchen Effekt. Das bedeutet, dass sich durch LDN möglicherweise die Langzeitgabe von Antibiotika und damit die Gefahr einer Resistenz eindämmen ließe.

Auch für die Amyotrophe Lateralsklerose gibt es bisher nur Einzelberichte zur Behandlung mit LDN. Im Frühjahr 2002 ließen sich einige Patienten, angespornt durch die positiven Erfahrungen bei Multipler Sklerose, mit LDN behandeln. Bei zwei Patienten mit fortgeschrittener Erkrankung verbesserte sich die Atmung signifikant um 11 Prozent bzw. 25 Prozent. Ein dritter Patient mit ebenfalls fortgeschrittener ALS empfand subjektiv eine Verbesserung der Atmung und maß eine Reduzierung des Ruhepulses von 96 auf 80.

(siehe: *www.lowdosenaltrexone.org/ldn_and_ai.htm*; abgerufen 08. 03. 10).

LDN bei Multipler Sklerose (MS)

Am besten wurde bisher der Einsatz von LDN bei Multipler Sklerose untersucht. Dabei stellen Patienten oft die treibende Kraft dar, denn Pharmaindustrie und staatliche Gesundheitsorganisationen zeigen kaum Interesse an einer Therapie mit LDN.

Bei Multipler Sklerose (= Encephalomyelitis disseminata) handelt es sich um eine chronisch-entzündliche Erkrankung des Gehirns und des Rückenmarks, bei der die Myelinscheiden in der weißen Substanz des zentralen Nervensystems vom körpereigenen Immunsystem zerstört werden. Das zeigt sich in sogenannten Entmarkungsherden. Dies wiederum hat ernsthafte neurologische Ausfälle zur Folge; dazu zählen Bewegungsstörungen, Sehstörungen, Sensibilitätsstörungen, Lähmungen, Krämpfe, Schluck- und Sprechstörungen, Blasen- und Darmstörungen, Beeinträchtigung der Sexualität, Verringerung der körperlichen und psychischen Belastbarkeit sowie kognitive und psychische Störungen bis hin zur Demenz. Zwar ist MS nicht heilbar, ihr Verlauf kann aber therapeutisch positiv beeinflusst werden.

In Deutschland leben schätzungsweise 65 000 bis 140 000 MS-Patienten und weltweit sind es etwa 2,5 Millionen. Frauen sind doppelt so häufig betroffen wie Männer, und es gibt große regionale Unterschiede. Die Tatsache, dass Kinder von Auswanderern die Erkrankungshäufigkeit des Ziellandes annehmen, Erwachsene aber die des Herkunftslandes behalten, deutet darauf in, dass die Anfälligkeit für MS in der Kindheit erfolgt.

Die genaue Krankheitsursache ist noch immer nicht bekannt, aber es wird angenommen, dass verschiedene Immunmechanismen bei der Zerstörung der Markscheiden (Myelinscheiden) eine Rolle spielen. Ursächlich für den Verlust von Myelin ist nach heutigem Kenntnisstand wahrscheinlich die Aktivierung von Mikrogliazellen.

Bei der Auslösung der Krankheit spielen offenbar eine genetische Veranlagung und umweltbedingte Faktoren eine Rolle. Bei den genetischen Faktoren könnte der Interleukin-Signalweg betroffen sein. Eine Rolle spielt möglicherweise die Infektion mit einem Erreger (Virus, Bakterium), der Antigenstrukturen aufweist, die den Strukturen des Myelins ähneln.

Bei der regionalen Verteilung fällt auf, dass ein hoher Gehalt an Vitamin D den Ausbruch von Multipler Sklerose offenbar hemmt. Jedenfalls tritt die Krankheit in Äquatornähe (viel Sonne = viel Vitamin D) und bei den Inuit (an eine Vitamin D reiche Kost) nur selten auf. Rauchen erhöht übrigens das Risiko, an MS zu erkranken und fördert das Fortschreiten, während ein Zusammenhang mit Impfungen oder Umweltgiften eher fraglich ist.

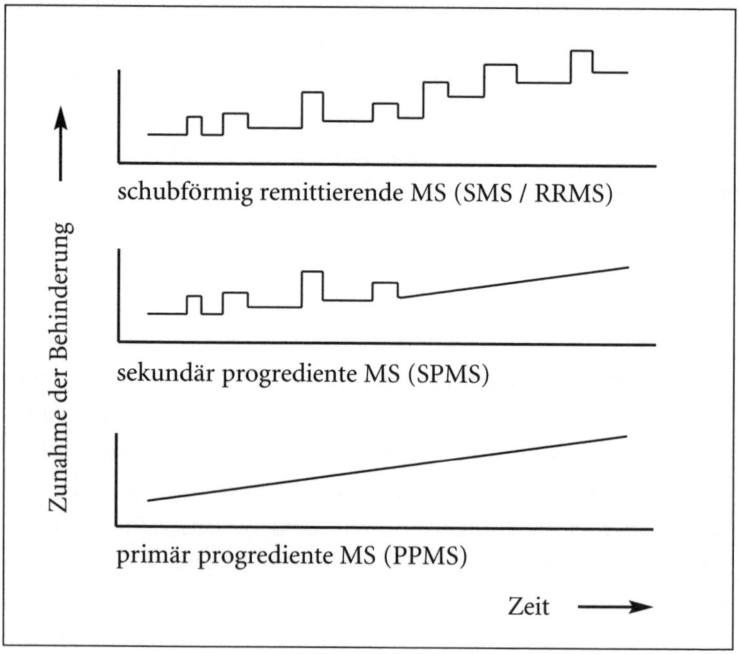

Zeitlicher Verlauf (Progredienz) der drei Formen von Multipler Sklerose.

Man unterscheidet drei Verlaufsformen von Multipler Sklerose. Bei der schubförmigen SMS (RRMS) treten länger als 24 Stunden anhaltende, nicht vorhersehbare Symptome in Schüben auf, wobei zwischen zwei Schüben 30 Tage liegen müssen. Diese Symptome können sich teilweise oder komplett zurückbilden. Bei der primär progredienten PPMS verschlimmert sich die Krankheit kontinuierlich. In einer Zwischenform, der sekundär progredienten SPMS, treten in den ersten Jahren zusätzlich zum kontinuierlichen Fortschreiten auch Schübe auf.

Die herkömmliche Therapie umfasst die Schubtherapie mit entzündungshemmenden Glukokorticoiden, die immunmodulierende Langzeittherapie mit Beta-Interferonen, Glatirameracetat, Immunglobulinen und monoklonalen Antikörpern (Natalizumab) sowie Immunsuppressiva und die Symptombehandlung.

Diese Arzneimittel sind zwar hilfreich und in der Lage, den schubweisen Krankheitsverlauf von MS zu verbessern, sie sind aber sehr teuer und teilweise auch aufwendig zu verabreichen (häufige Injektionen oder Infusionen) und oft mit starken Nebenwirkungen behaftet. Für die Behandlung der primär progredienten Form der MS stehen überhaupt keine zufrieden stellenden Heilmittel zur Verfügung.

Die Berichte zur Behandlung von MS mit LDN reichen von verbessertem Wohlbefinden über Rückgang der Müdigkeit bis hin zur Verbesserung neurologischer Ausfallerscheinungen.

Im Blut von Multiple-Sklerose-Patienten wurden Hinweise auf signifikant erhöhten oxidativen Stress, also vermehrt freie Radikale, nachgewiesen (Syburra und Passi 1999). Dafür dürfte die chronische Entzündung verantwortlich sein. Das ist deshalb sehr dramatisch, weil Gehirn- und Nervenzellen nur relativ niedrige Konzentrationen an Antioxidanzien aufweisen. LDN wiederum ist in der Lage, oxidativem Stress entgegenzuwirken. Dadurch – und durch die Verringerung der

Mikrogliaaktivierung (Normalisierung des Gluatmatspiegels) – verringert LDN bei Multipler Sklerose wahrscheinlich die Zerstörung von Oligodendrocyten. Aufgrund des durch LDN bedingten Anstiegs an endogenen Opiaten wirkt LDN zusätzlich auch stimmungsaufhellend.

Wieder war es Bernard Bihari, der auf die Wirkung von LDN bei Multipler Sklerose aufmerksam wurde, nachdem eine Schulfreundin seiner Tochter daran erkrankte. Sie erlitt im ersten Jahr nach der Diagnose drei schwere Schübe, von denen zwei sogar stationär behandelt werden mussten. Es stellten sich Bewegungs- und Empfindungsstörungen in den Beinen sowie Blasen- und Verdauungsprobleme ein. Diese Symptome besserten sich nach den Schüben um 90 bis 95 Prozent. Nur ein Taubheitsgefühl, das während des letzten Schubs den ganzen Körper befallen hatte, blieb in den Füßen zurück. Bihari verordnete ihr 3 mg Naltrexon vor dem Schlafengehen. Nachdem sie mehrere Jahre lang LDN eingenommen hatte und körperlich recht fit war, ohne dass sich ihr Zustand weiter verschlechtert hatte, setzte sie es ab. Daraufhin traten nach einigen Wochen Muskelkrämpfe im linken Arm ein und die Patientin hatte starke Schmerzen, die nach erneuter Einnahme von LDN rasch wieder zurückgingen. Lediglich eine Funktionsstörung im linken Arm blieb bestehen. Sobald sie die Einnahme von LDN vergisst, so berichtet sie, kann es passieren, dass sie am nächsten Tag durch Muskelkrämpfe daran erinnert wird (siehe *www.mwt.net/~drbrewer/naltrexms.htm*: „Can Naltrexone Relieve MS Symptoms?“).

Die abendliche Einnahme von LDN bewirkt eine Immunmodulation, indem die Hypophyse (Hirnanhangdrüse) veranlasst wird, nachts vermehrt Beta-Endorphin zu produzieren. Ebenfalls wird in den Nebennieren die Produktion von Met-Enkephalin (= Opioidwachstumsfaktor, OGF) angeregt (siehe *www.mwt.net/~drbrewer/naltrexms.htm*: „Can Naltrexone Relieve MS Symptoms?“).

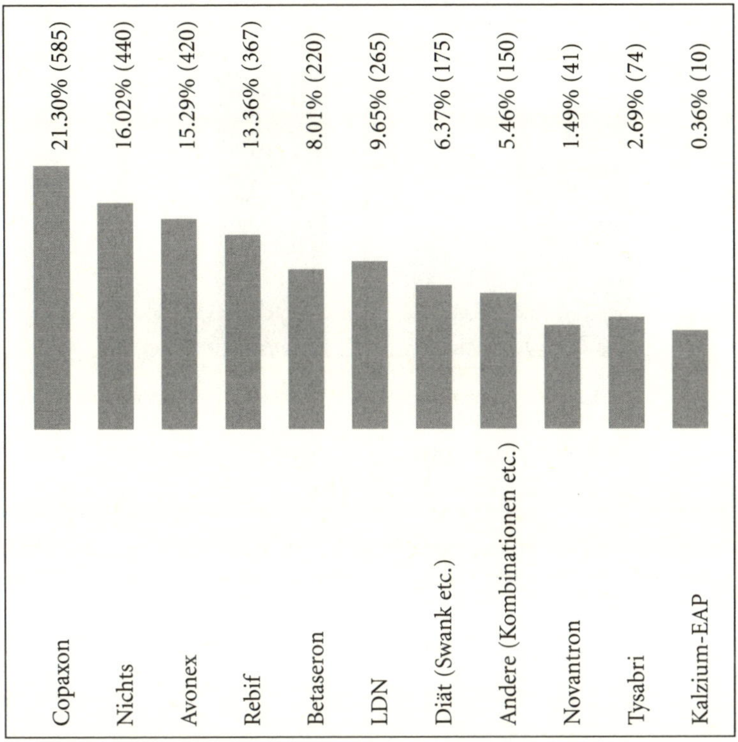

Bei den MS-Patienten, die an einer Online-Befragung teilnahmen, steht LDN an sechster Stelle der Arzneimittel (nach: *www.thisisms.com/survey-results-2---.html*; abgerufen 05. 03. 10).

Offenbar spielt die Einnahme von LDN bei Multipler Sklerose in den USA heute eine sehr bedeutende Rolle. Immerhin geben fast zehn Prozent der Patienten, die an einer Onlinebefragung teilnahmen, an, LDN zu verwenden (265 von 2.747). Auch eine Befragung von Apothekern, die LDN herstellen, ergab, dass in den USA Tausende von MS-Patienten LDN einnehmen (Cree et al 2010).

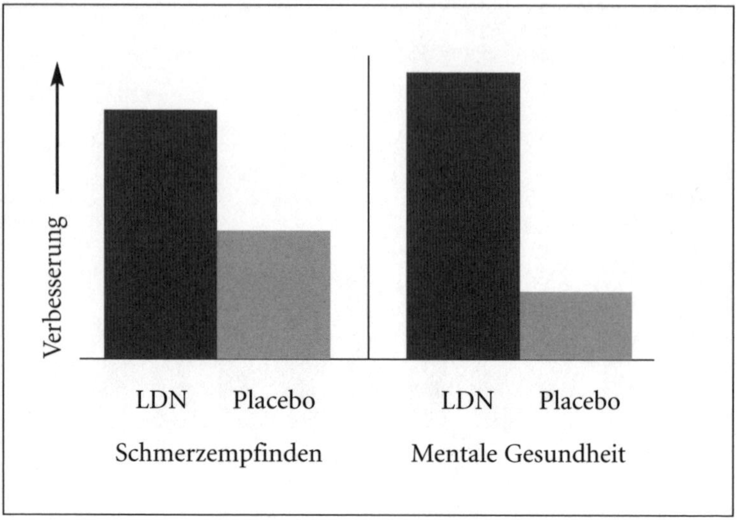

Verbesserung des Schmerzempfindens und der mentalen Gesundheit (Mental Health Inventory Index) von MS-Patienten durch LDN (nach Cree et al. 2010)

Ziel einer klinischen Studie am Multiple-Sklerose-Zentrum der Universität San Francisco, deren Ergebnisse jüngst vorveröffentlicht wurden (Cree et al. 2010), war es, den Einfluss von 4,5 mg Naltrexon auf die Lebensqualität von MS-Patienten zu untersuchen. Die Studie entsprach den modernen wissenschaftlichen Anforderungen (unizentrisch, doppelblind, placebokontrolliert, cross-over) und lief über acht Wochen. Die Bewertung stützte sich auf die Selbstauskunft der Patienten zu ihrer Lebensqualität, die anhand einer standardisierten Einteilung erfolgte (MSQLI54; MS Quality of Life Inventory). Von den 80 in die Studie aufgenommenen Patienten beendeten sie 60.

LDN wurde gut vertragen und ernsthafte Nebenwirkungen traten nicht auf. Im Ergebnis verbesserte LDN signifikant die geistigen Fähigkeiten, das Wohlbefinden und die Lebensqualität der MS-Patienten. Und auch die Schmerzen gingen signifikant zurück

Die Wirkung von LDN war unabhängig vom Krankheitsverlauf, dem Alter der Patienten, der zusätzlichen Behandlung mit Beta-Interferon oder mit Glatirameracetat. Die einzige Nebenwirkung waren lebhafte Träume einiger Patienten in der ersten Behandlungswoche. Die Autoren nehmen an, dass LDN den Endorphingehalt normalisiert, was sich positiv auf Autoimmunkrankheiten auswirkt.

2008 wurde in Italien in einer offenen, multizentrischen Phase-II-Pilotstudie (Gironi 2008) mit 40 Patienten mit primär progredienter MS (PPMS) nach sechsmonatiger Gabe von LDN ein signifikanter Rückgang der Spasmen festgestellt. Weitere Verbesserungen wurden bezüglich Lebensqualität, Müdigkeit, Depression, körperlicher Funktionen, Energie und Sozialfunktionen berichtet. In dieser Studie, in der die Patienten morgens zwei Wochen lang zunächst 2 mg und später 4 mg Naltrexon bekamen, wurde auch eine Erhöhung der Konzentration von Beta-Endorphin gemessen, die noch mindestens einen Monat nach Abschluss der Studie anhielt.

Dieses Opioid ist bei MS-Patienten im klinisch inaktiven Stadium erniedrigt, während die Konzentration bei einem Schub ansteigt (Gironi et al. 2000). Das deutet darauf hin, dass Beta-Endorphin den Entzündungsprozess reguliert. Beta-Endorphine bewirken unter anderem eine Luststeigerung, Schmerzlinderung und Stimmungsaufhellung. Eine Immunmodulation erfolgt über die Hemmung der durch Antigene hervorgerufenen T-Zellvermehrung, die Herunterregulierung entzündungsfördernder Zytokine und die Hemmung der Produktion von Interleukin IL-6 und Interleukin IL-12 durch Makrophagen. Außerdem betonen die Autoren die Sicherheit und die gute Verträglichkeit von LDN.

Als Nebenwirkungen wurden erhöhte Leberwerte, Hypercholesterinämie, leichte Unruhe, Blasenentzündung und Schlafstörungen beobachtet. Nicht erlaubt waren während der Studiendauer Immunmodulatoren oder Immunsuppressiva. Diese Studie wurde übrigens von der italienischen MS-Gesellschaft unterstützt.

Man hat errechnet, dass sich durch LDN jährlich mehrere Millionen Euro bei der Behandlung von MS-Patienten einsparen lassen könnten (siehe *www.msrc.co.uk/index.cfm/fuseaction/show/pageid/1306*).

Das endogene Opioidsystem scheint bei MS-Patienten verändert zu sein. 2009 konnte in einer experimentellen Studie bei Mäusen nachgewiesen werden, dass Opioide das Auftreten einer experimentellen Autoimmunencephalomyelitis (EAE; Modell für eine MS) beeinflussen (Zagon et al. 2009). In dieser von der amerikanischen National Multiple Sklerosis Society (NMSS) und einer Privatstiftung geförderten Studie wurde sowohl hoch dosiertes (HDN), als auch niedrig dosiertes (LDN) Naltrexon verwendet. Mit Ersterem wurde eine kontinuierliche, mit Letzterem eine vorübergehende Blockade der Opioidrezeptoren bewirkt. Damit sollte die Rolle natürlicher Opioide untersucht werden.

Die Mäuse erhielten täglich 0,1 beziehungsweise 10 Milligramm Naltrexon pro Kilogramm Körpergewicht oder aber nur eine Salzlösung verabreicht. Bei den Tieren, die mit Salzlösung oder hoch dosiertem Naltrexon behandelt wurden, gab es keine Unterschiede beim neurologischen Status (Häufigkeit, Schweregrad, Krankheitsindex) oder dem neuropathologischen Befund (aktivierte Astrozyten, Entmyelinisierung, neurologische Schäden). Bei den mit LDN behandelten Mäusen blieben in 33 Prozent der Fälle krankheitsbedingte Verhaltensauffälligkeiten aus und die Schwere und der Krankheitsindex waren im Vergleich zu den mit Salzlösung behandelten Tieren merklich geringer. Obwohl alle mit LDN behandelten Tiere neuropathologische Anzeichen einer experimentellen Autoimmunencephalomyelitis entwickelten, hatten die Tiere ohne Verhaltensauffälligkeiten merklich niedrigere Spiegel an aktivierten Astrocyten und Entmyelinierung als die mit LDN oder Salzlösung behandelten Tiere mit Krankheitszeichen.

Diese Ergebnisse zeigen, dass die durch LDN ausgelöste Bildung körpereigener Opioide den Ausbruch und das Fortschreiten einer EAE hemmen. Die Autoren weisen darauf hin, dass Naltrexon selbst keinen direkten Einfluss auf den Krankheitsverlauf hat. Andernfalls müsste auch hoch dosiertes Naltrexon wirken. Die Wirksamkeit von LDN lässt sich hingegen durch die kurzzeitige Blockierung der Opioidrezeptoren und der daraus resultierenden Vermehrung endogener Opioide und entsprechender Rezeptoren erklären.

Das Opioid Beta-Endorphin wird im Zentralnervensystem (Hypothalamus) und von verschiedenen Immunzellen gebildet. Seine Konzentration ist bei MS-Patienten in den Mononuklearzellen des peripheren Blutes erniedrigt. Die niedrigsten Spiegel findet man bei Patenten mit progredienter MS. Unter Behandlung mit Beta-Interferon steigt der Gehalt an Beta-Endorphin an. Die Blockade von Beta-Endorphin im Tierexperiment (experimentelle Autoimmmunencephalitis) verschlimmert das Krankheitsbild (vgl. Moore und Wilkinson 2009).

Eine weitere, 2007 begonnene Studie (Leitung Dr. Pincus) mit LDN bei MS mangelte offenbar daran, dass auch Patienten eingeschlossen wurden, die mit Immunsuppressiva behandelt wurden. Diese haben möglicherweise die Wirkung von LDN beeinflusst oder gar verhindert. Deshalb wurde die Studie bislang nicht weiter ausgewertet (siehe *www.lowdosenaltrexone.org/ldn_trials.htm*).

Dr. Zvonko Mir führte 2004 die erste randomisierte Doppelblindstudie mit LDN bei MS-Patienten an der Evers-Klinik in Sundern (Sauerland) durch, nachdem er zuvor mehr als eintausend Fallberichte studiert hatte, die vermuten ließen, dass

LDN Symptome wie Spastik, Beinschwäche, Müdigkeit und Harndrang verbesserte (nach Moore und Wilkinson 2009).

Es wurden sechzig stationär behandelte Patienten mit primär progredienter und sekundär progredienter Multipler Sklerose (PPMS und SPMS), aber nicht mit schubförmiger RRMS in die Studie aufgenommen. Sie mussten einen Behinderungsgrad von fünf und mehr auf der zehnstufigen EDSS (Expanded Disability Status Scale) haben, einer Leistungsskala zur Messung des Behindertengrades von MS-Patienten. Die Einnahme von Benzodiazepinen und Opiaten war nicht erlaubt. Eine Hälfte der Patienten erhielt zehn Tage lang um 21 Uhr 3 mg LDN, die andere Hälfte ein Placebo. Vor und nach der zehntägigen Behandlung wurden neurologische Untersuchungen durchgeführt und die Patienten befragt.

Zunächst war das Ergebnis ernüchternd, denn nur zehn der dreißig mit LDN behandelten Patienten, also ein Drittel, sprachen auf die Therapie an. Außerdem wurden zwischen Verum- und Placebogruppe keine signifikanten Unterschiede festgestellt. Allerdings stellte sich bei den zehn Respondern eine rasche Besserung ein. Das heißt, bei den Patienten, die auf LDN ansprachen, wirkte es sehr schnell. Die Symptomatik auf der oben erwähnten Bewertungsskala verbesserte sich in nur zehn Tagen um einen halben Punkt.

Die vielen positiven Fallberichte, klinischen Studienergebnisse, experimentellen Befunde und die niedrigen Kosten rechtfertigen den Einsatz von LDN bei Multipler Sklerose, um damit das Immunsystem zu modulieren (Produktion körpereigener Opioide und ihrer Rezeptoren). Außerdem ist es eine sehr kostengünstige, gut verträgliche und einfach zu handhabende Therapie.

Erfahrungsberichte: LDN bei Multipler Sklerose

Für Multiple Sklerose liegen die weitaus meisten Erfahrungsberichte von Patienten vor. Teilweise handelt es sich um umfangreiche Sammlungen mit Dutzenden kurzer und sehr ausführlicher Berichte (vgl. beispielsweise LDN Research Trust 2009 und Cris Kerr 2009) oder journalistisch aufbereitete Einzelfälle (Moore und Wilkinson 2009) bis hin zu einem ganzen Buch, in dem ein Leidens- und Erfolgsweg ausführlich beschrieben wird (Bradley 2005). Hier können verständlicherweise nur ein paar typische Beispiele aufgeführt werden.

Multiple Sklerose

Schon wenige Tage, nachdem die MS-Patientin 2006 mit der Einnahme von LDN begonnen hatte, spürte sie eine merkliche Besserung. Sie hatte sich zuvor morgens und abends katheterisieren müssen und litt unter Doppelbildern. Nach einem Jahr waren sowohl die Doppelbilder verschwunden als auch keine Katheterbehandlung mehr erforderlich. Die Patientin berichtet, dass LDN ihr Leben verändert habe und sie nun viel besser schlafen könne. (Quelle: LDN Research Trust 2009, Erfahrungsbericht Nr.10, S. 33; B. M.)

Primär Progrediente Multiple Sklerose

Vor etwa drei Jahren begann ich mit der Einnahme von LDN. Mein Arzt verschreibt mir normales Naltrexon und mein Mann verreibt es mit zwei Teelöffeln zu einem feinen Pulver. Das teilt er in Portionen von ungefähr 4,5 mg auf und wickelt jede Dosis in Marzipan ein, wovon ich jeden Abend vor dem Schlafengehen eine Portion einnehme. Seitdem ich LDN nehme, ist mein Zustand stabil geblieben. Ich litt nachts schrecklich unter ruhelosen Beinen (Restless Legs), aber das gehört nun der

Vergangenheit an. Früher stolperte ich täglich mehrmals. Auch das hat sich gebessert. (Quelle: LDN Research Trust 2009, Erfahrungsbericht Nr. 51, S. 92–93; Bericht vom Juli 2006, K. R.)

Sekundär Progrediente Multiple Sklerose

Ich nehme seit etwa 18 Monaten LDN, und das hat mein Leben verändert. Ich kann heute so viel mehr machen und meine Lebensqualität hat sich ungemein verbessert. Ich kann durcharbeiten und meine Kollegen haben eine Verbesserung meiner Bewegungen beobachtet. Allerdings kann ich noch nicht wieder alle Aufgaben eines Polizisten wahrnehmen. Aber immerhin haben sich meine Leistungen in der Physiotherapie dermaßen verbessert, dass nun auch andere Patienten mit der Einnahme von LDN begonnen haben. (Quelle: LDN Research Trust 2009, Erfahrungsbericht Nr. 45, S. 79; Diagnose am 24. 07. 00, seit 02/08 Einnahme von LDN, J. O.)

Multiple Sklerose

Ich bin noch keine 40 Jahre alt. Bevor ich mit der Einnahme von LDN begann, verursachte die Multiple Sklerose viele Probleme und ich musste meine Arbeit aufgeben. Müdigkeit, Taubheitsgefühle, Inkontinenz, Doppelsehen und Spastik verschlimmerten sich und erschwerten mir das Leben sehr. Mein Zustand verschlechterte sich rapide und ich befürchtete, bald einen Stock oder einen Rollstuhl zu benötigen. Jedenfalls konnte ich nicht weit gehen. Wenn ich es übertrieb, musste ich den nächsten Tag im Bett liegen bleiben.

Mein aktives Leben war vorbei und ich war sehr wütend. Mit Unterstützung des LDN Research Trust fand ich einen Arzt, der mir LDN verschrieb. Nach nur zwei Monaten haben sich meine Symptome so sehr verbessert, dass ich vergangene Woche den Ben Nevis[2] erklommen habe und nächste Woche

[2] Der Ben Nevis liegt in Schottland und ist mit 1344 Metern der höchste Berg Großbritanniens.

wieder anfange zu arbeiten. Ich glaube, dass mir LDN das zurückgibt, was mir die Multiple Sklerose genommen hat, und ich habe keine Angst vor der Zukunft. (Quelle: LDN Research Trust 2009, Erfahrungsbericht Nr. 59 S. 113–114; Diagnose 02/09, Einnahme von LDN seit 05/09, M. S., männlich)

Multiple Sklerose

Ich habe seit 1996 Multiple Sklerose, die aber erst 2004 diagnostiziert wurde. Ich nahm etwa vier Jahre lang Avonex, trotz der Grippesymptome. Nachdem ich zufällig mit LDN in Berührung kam, nehme ich es nun seit Oktober 2008 ein und setzte Avonex ab. Schon am nächsten Tag stellte ich eine Verbesserung fest und ich konnte wieder problemlos einkaufen gehen. Weitere Verbesserungen waren der Rückgang der Müdigkeit, eine stark verbesserte Blasenkontrolle, mehr Tatkraft und keine Depressionen mehr. LDN hat mir mein Leben zurückgegeben. (Quelle: LDN Research Trust 2009, Erfahrungsbericht Nr. 75 S. 137; Diagnose 2004, Einnahme von LDN seit 03. 10. 08, P. C., männlich)

Schubförmig remittierende Multiple Sklerose (RRMS)

Ich bin über 50 Jahre alt und habe jahrelang Avonex, Rebif und Methotrexat genommen, wobei Rebif etwas half. Voriges Jahr verlor ich durch Krebs meinen Sohn und wurde von allen möglichen MS-Symptomen heimgesucht. Ich gab meinen Beruf auf und wartete ein Jahr lang ab. Dann wurde ich auf LDN aufmerksam und erzählte meinem Arzt davon, der es mir verschrieb. Nach zwei Monaten konnte ich nach langer Zeit wieder fast einen ganzen Tag ohne Hilfe gehen. Das war, neben anderen Verbesserungen, die für mich wichtigste. Mein Mann und meine Schwiegertochter bemerkten eine enorme Verbesserung und mein Arzt ist beeindruckt. Als ich die Tagesdosis zu schnell von 3 mg auf 4,5 mg erhöhte, bekam ich Kopfschmerzen. (Quelle: LDN Research Trust 2009, Erfahrungsbericht Nr. 91, S. 159–160; Diagnose 1995, seit 04/09 Einnahme von LDN, T. M.)

Schubförmig remittierende Multiple Sklerose (RRMS) / Sekundär Progrediente Multiple Sklerose

Im April 2005 wurde bei mir eine schubförmig remittierende Multiple Sklerose festgestellt. Im Laufe der nächsten beiden Jahre verstärkten sich meine Symptome nur langsam. Dann hatte ich einen schlimmen Schub und mein Neurologe wies mich in ein Krankenhaus ein. Dort wurde mir mitgeteilt, dass meine Multiple Sklerose wahrscheinlich sekundär progredient sei.

Als ich von LDN erfuhr, bemühte ich mich verzweifelt, es zu bekommen, denn die Ärzte wollten nichts davon wissen. Über das Internet fand ich dann vor drei Jahren eine Möglichkeit, LDN zu beziehen. Seit ich es einnehme, hat sich mein Leben zum Besseren gewendet. Ich erleide nicht mehr einen Schub nach dem anderen, die Müdigkeit hat sich verbessert und ich fühle mich wieder gut. Ich fahre sogar wieder Auto, nachdem ich das acht Monate lang nicht tun konnte.

Nach einem früheren Schub konnte ich meine linke Hand kaum noch benutzen. Aber ungefähr drei Monate, nachdem ich mit der Einnahme von LDN begonnen hatte, spürte ich ein fremdartiges Gefühl in meinen Fingern, ähnlich einer Explosion, und plötzlich hatte ich fast alle Funktionen meiner Hand wiedergewonnen. Seit ich LDN einnehme, hatte ich keine Schübe mehr. Ich hatte einige Vireninfektionen, konnte sie aber erfolgreich bekämpfen.

Ich kann heute mit Krücken laufen und ein Auto mit Gangschaltung fahren. Ich bin unabhängig und kann das Haus verlassen, wann immer ich will. All das hängt mit der Einnahme von LDN und meinen wöchentlichen Besuchen eines MS-Therapiezentrums zusammen. Ich fühle mich so gut wie vor vielen Jahren. Ich habe zwar immer noch schlechte Tage – aber nicht mehr acht Monate am Stück. (Quelle: LDN Research Trust 2009, Erfahrungsbericht Nr. 1, S. 7; Diagnose 04/05, Einnahme von LDN seit 2006, A.)

Multiple Sklerose

Mit Ende 20 wurde bei mir Multiple Sklerose diagnostiziert. Schon während meiner ersten Zeit an der Universität im Jahr 2000 hatte ich erste Symptome, die vor allem auftraten, wenn Prüfungen anstanden. Die schlimmste Zeit war im Mai 2004. Damals begann ich zu schielen und meine rechte Seite wurde empfindungslos. Die Ärzte rieten mir nur, ruhig zu bleiben und zu beten. Im November 2005 wurde dann endgültig die Diagnose schubförmig remittierende Multiple Sklerose gestellt.

Zunächst bekam ich Interferoninjektionen in steigender Konzentration. Das Leben mit dieser Behandlung war schmerzhaft. Ich musste nicht nur die MS-Schmerzen ertragen, sondern auch Schmerzmittel gegen die Nebenwirkungen einnehmen und mein Leben kam zum Stillstand. Dann stieß ich auf LDN, aber die Krankenschwester meinte, das seien alles nur Lügen. Deshalb dachte ich nicht weiter darüber nach, bis ich im November 2008 dann doch den Arzt Dr. Bob Lawrence kontaktierte, der selbst Multiple Sklerose hat. Er sagte mir, dass ich nichts zu verlieren hätte und schließlich jederzeit wieder auf Interferon umsteigen könne, wenn mir LDN nicht helfen würde.

Ich nahm an diesem Abend gegen 21:30 Uhr 3 mg Naltrexon ein und etwa zwei Stunden später hatte ich ein Gefühl in meinen Fingern und konnte es nicht glauben, sogar als ich Empfindungen in den gesamten Händen hatte. Ich glaubte an einen Placeboeffekt. Als ich am nächsten Morgen aufstand, stellte ich fest, dass ich besser gehen konnte. Ich sprach jede Woche mit Dr. Lawrence und er empfahl mir, die Dosis langsam zu erhöhen. Jetzt nehme ich die Höchstdosis von 4,5 mg und ich fühle mich, als sei ich geheilt. Meine Gebete wurden erhört. LDN hat wirklich keine Nebenwirkungen, aber enorme positive Auswirkungen auf mein Leben. Ich kann wieder ohne Schmerzen in der Sonne sitzen, lange Fitnessübungen machen, klarer denken und ich mache gute Fortschritte an der Universität. Ich benötige keine Schmerztabletten mehr. (Quelle: LDN Research Trust 2009, Erfahrungsbericht Nr. 6, S. 15–16; Diagnose 11/05, seit 11/08 Einnahme von LDN, A.A.)

Multiple Sklerose

Meinen ersten Schub erlebte ich 1993. Ich hatte vorübergehend viele Einschränkungen: Ich sah verschwommen, verlor das Gleichgewicht, meine Hände waren sehr kraftlos usw. Vier Monate später war ich nach einwöchigem Krankenhausaufenthalt und intravenöser Steroidgabe wieder zu 99 Prozent hergestellt. Das hielt bis zu meiner Schwangerschaft im Jahre 2000 an. Damals wurden meine Beine wieder taub und 2001 wurde die offizielle Diagnose gestellt. Von da an wurde es beständig schlechter. Im Oktober 2002 begann ich mit der Einnahme von LDN, das ich von Dr. Bob Lawrence bekam. Es hatte keine Nebenwirkungen und innerhalb einer Woche bemerkte ich einige leichte Verbesserungen. Meine Beine fühlten sich etwas kräftiger an, ich hatte meine Blase etwas besser unter Kontrolle und ich hatte etwas mehr Energie. Die größte Verbesserung aber war, dass das Kribbeln in meinen Beinen aufhörte, das mich seit meinem ersten Schub beeinträchtigte. (Quelle: LDN Research Trust 2009, Erfahrungsbericht Nr. 38, S. 71; Diagnose 2001, seit 10/02 Einnahme von LDN, J. D.)

LDN bei Morbus Crohn

Bei dieser auch als Ileitis terminalis, Enteritis regionalis Crohn, Enterocolitis regionalis oder sklerosierende chronische Enteritis bezeichneten, chronisch entzündlichen Darmerkrankung kann jeder Teil des Verdauungstraktes betroffen sein. Meist erkranken aber nur der untere Dünndarm und der Dickdarm (Colon). Typischerweise wechseln sich kranke und gesunde Darmabschnitte ab, das heißt, es sind immer nur einzelne Segmente der Darmschleimhaut entzündet.

Folgende Symptome können bei Morbus Crohn auftreten: Müdigkeit, Unterleibsschmerzen, Oberbauchbeschwerden, Durchfall (nicht blutig), Gewichtsabnahme, Appetitlosigkeit, Fieber, Übelkeit, Erbrechen und Anämie. Bei der Hälfte der Patienten sind zudem Gelenkbeschwerden oder Hautprobleme und Augenentzündungen festzustellen. Im Laufe der Erkrankung können gravierende Probleme wie Darmverschluss (bis zu 30 Prozent der Patienten), Fisteln, Abszesse und Darmblutungen auftreten. Außerdem ist das Risiko für Dickdarmkrebs, Osteoporose und Gallensteine erhöht.

Die Krankheit bricht besonders oft im Alter zwischen 16 und 35 Jahren und ab 60 Jahren aus. Bei uns sind etwa 0,15 Prozent der Bevölkerung betroffen. Zwischen Frauen und Männern gibt es keinen Unterschied in der Häufigkeit, aber familiäre Häufungen sind bekannt.

Die Krankheitsursache ist zwar nicht bekannt, aber man kennt mehrere Faktoren, die an der Entstehung von Morbus Crohn beteiligt sind. Dazu zählt man eine genetische Veranlagung (genetisch bedingter Mangel an dem natürlichen Antibiotikum Defensin im Dickdarm), Rauchen (Raucher erkranken doppelt so häufig wie Nichtraucher), eine Störung der Grenze zwischen Darmlumen und Organismus, übermäßige Hygiene, psychosozialen Stress und das Mycobakterium Avium paratuberculosis. Auch wenn die genaue Ursache unbekannt ist, wird Morbus Crohn als Autoimmunerkrankung angesehen, und tatsächlich lässt sie sich mit Immunsuppressiva behandeln. Spezifische Autoantikörper lassen sich jedoch nur bei etwa zwanzig Prozent der Betroffenen nachweisen.

Die Therapie von Morbus Crohn richtet sich nach der Krankheitsphase (Schubtherapie und Remissionserhaltung). Außerdem spielen der Schweregrad und das befallene Segment eine Rolle. Therapeutische Maßnahmen und Arzneimittel sind Diät, Glukokortikoide, Entzündungshemmer, Antibiotika (bei Fisteln) und Immunsuppressiva sowie gegebenenfalls auch eine Operation. Als Begleittherapie stehen Ernährungsberatung, Psychotherapie und Entspannungstherapie zur Verfügung.

Bihari hatte schon 2002 acht Morbus-Crohn-Patienten mit LDN behandelt und bei allen innerhalb von zwei bis drei Wochen Verbesserungen erzielt, die mehrere Jahre anhielten. Zwei Jahre später wurde Ian Zagon dann von Moshe Rogosnitzky, dem Forschungsleiter des MedInsight Research Institute, darauf aufmerksam gemacht, dass sich ein erhöhter Endorphinspiegel positiv auf Morbus Crohn auswirken kann (Moore und Wilkinson 2009). Daraufhin wurde 2006 eine erste offene, prospektive Pilotstudie mit LDN bei Morbus Crohn durchgeführt (Smith et al. 2007).

Die Forschergruppe um Zagon untersuchte die Wirksamkeit und Sicherheit von LDN bei 17 Morbus-Crohn-Patienten mit einem Score (Crohn's Disease Activity Index, CDAI) von 220 bis 450. Die Patienten erhielten zwölf Wochen lang täglich 4,5 mg Naltrexon. Mindestens acht Wochen vor Beginn der Behandlung wurde der TNF-α-Blocker Infliximab abgesetzt. Andere Arzneimittel, die mindestens vier Wochen vor Behandlungsbeginn mit LDN eingenommen worden waren, wurden unverändert weiter verabreicht.

Der CDAI-Wert verbesserte sich signifikant. 89 Prozent der Patienten sprachen auf die Therapie mit LDN an und bei

67 Prozent stellte sich eine Verbesserung ein. Die Lebensqualität verbesserte sich und es wurden keine unnormalen Laborwerte festgestellt. Als wesentliche Nebenwirkung wurden lediglich bei sieben Patienten Schlafstörungen ausgemacht. Somit erwies sich LDN in dieser Studie als wirksam, sicher und gut verträglich.

Eine Folgestudie (Phase-II-Studie) wurde von Smith am Penn State Milton S. Hershey Medical Center bereits 2008 begonnen, ist aber noch nicht abgeschlossen.

Auch im Tierexperiment konnte Smith einen Rückgang von Dickdarmentzündungen durch LDN nachweisen (Smith 2007).

Erfahrungsberichte

Mit LDN bei Morbus Crohn und Colitis Ulcerosa gibt es relativ wenig Erfahrung und leider entsprechend wenige Erfahrungsberichte. Deshalb sollen hier zwei typische genügen.

LDN bei Morbus Crohn (Januar 2008)

Mit neun Jahren entwickelte mein Sohn 2003 die ersten Symptome von Morbus Crohn und mit zehn Jahren musste ihm bereits ein 60 Zentimeter langes Stück Dünndarm entfernt werden. Fast vier Jahre lang wurde er mit Imuran behandelt und er nahm täglich 300 mg Fischöl ein. Damit ging es ihm bis zum Oktober 2007 gut.

Dann hatte er aber starken Durchfall, verlor innerhalb von fünf Tagen 19 Pfund Gewicht und er bekam einen hypovolämischen Schock. Der Bereich von der Magenschleimhaut bis zum absteigenden Dickdarm war entzündet. Medikamente und eine Operation halfen ihm nicht. Er wurde entlassen und nahm nur noch Imuran. Das Fischöl erhöhten wir auf 600 mg täglich und sein Zustand stabilisierte sich.

Als ich von der Behandlungsalternative LDN erfuhr, probierte ich es im Januar 2008 aus. Mein Sohn begann für drei

Wochen mit 1,5 mg, nahm dann drei Wochen lang 3 mg und anschließend 4,5 mg ein. Innerhalb von zwei Wochen erlangte er seine Farbe und Energie zurück und als er 4,5 mg Naltrexon nahm, konnte er ganz auf Imuran verzichten. Bei der Nachuntersuchung fünf Monate später waren seine Laborwerte so gut wie nie seit der ersten Diagnose. Da seine Glutamin-, Magnesium- und Vitamin-B12-Werte niedrig waren, bekam er entsprechende Ergänzungen und Probiotika.

Seit der Einnahme von LDN hat er keine Entzündungen mehr, sieht gesund aus und kann sich normal ernähren. Nur wenn er das Fischöl vergisst, bekommt er Krämpfe. Inzwischen haben wir das Fischöl auf 900 mg pro Tag erhöht und geben ihm auch Backhefe (Saccharomyces), um Hefepilze und Blähungen zu verringern. (Quelle: LDN Research Trust 2009, Erfahrungsbericht Nr. 73, S. 133–136; P. B., leicht gekürzt und sprachlich modifiziert. Der Vater (Berichterstatter) ist Arzthelfer.)

LDN bei Colitis Ulcerosa (Juli 2008)

Mitte 2003 hatte ich morgens ein wenig Durchfall und dachte, es käme daher, dass ich abends zu viel Alkohol getrunken hatte. Ebenfalls hatte ich unerklärliches Nesselfieber. Mein Hausarzt, mein Dermatologe und mein Allergologe verschrieben mir übereinstimmend 40 mg Prednison, ohne sich miteinander zu beraten.

Ich entwickelte eine Zyste, die durch ein eingewachsenes Haar hervorgerufen worden war. Sie wurde entfernt und ich bekam ein Antibiotikum. Zusätzlich nahm ich Probiotika ein, aber der Durchfall hörte nicht auf, bis ich die Antibiotika absetzte.

Dann hatte ich Blut im Stuhl und verlor innerhalb von fünf Wochen 35 Pfund. Das alles passierte in einer stressigen Zeit. Im Juni 2004 suchte ich einen Gastroenterologen auf, der die Diagnose Colitis Ulcerosa stellte. Er verschrieb mir Asacol und 60 mg Prednison. Ich nahm nun etwa zehn Monate lang 40–60 mg Prednison ein. Das griff meine Bauchspeicheldrüse an und ich entwickelte Typ-II-Diabetes. Ich verlor meine Haare. Da ich Friseurin bin, weiß ich, dass das teuflische Prednison und die Krankheit daran schuld sind.

Der Gastroenterologe setzte mich auf Mercaptopurin (6 mg), aber das griff meine Leber an. Ich landete für sechs Tage im Krankenhaus und infizierte mich prompt mit dem Krankenhauskeim Clostridium difficile (nosokomiale Infektion). Ich probierte Remicade (chimärer monoklonaler Antikörper; TNF-Blocker), das zwar nach 48 Stunden anschlug, ich aber eine Allergie dagegen entwickelte. Dann probierte ich das Biologikum Humira (Adalimumab), was aber nicht half.

Nun nehme ich seit fast einem Jahr LDN ein. Ich bin noch nicht geheilt, aber ich arbeite in Teilzeit. Ohne LDN hätte ich den Stress bei den Hochzeiten meiner Tochter und meines Sohnes nicht ohne Rückfall durchgestanden. Ich blutete nur an einem Tag und hatte seit Monaten keinen „Unfall“ mehr. Zurzeit nehme ich dreimal täglich Balsalazide Disodium (Colazal) 750 mg sowie LDN, Imodium und Lomotil. (Quelle: LDN Research Trust 2009, Erfahrungsbericht Nr. 79, S. 140–141; R. R., leicht gekürzt und sprachlich modifiziert)

LDN beim Reizdarmsyndrom

Das Reizdarmsyndrom, unter anderem auch als RDS, Reizkolon und Colon irritabile bekannt, ist keine Autoimmunerkrankung, sondern umfasst verschiedene funktionelle Darmerkrankungen. Das Reizdarmsyndrom kommt recht häufig vor, vor allem bei Frauen, ist aber nicht gefährlich. Allerdings muss es diagnostisch von ernsthaften Darmerkrankungen abgegrenzt werden. Das Irritable Bowel Syndrome (IBS), so die englische Bezeichnung, macht sich unter anderem durch Bauchschmerzen und Unwohlsein sowie einen veränderten Stuhlgang bemerkbar und kann Symptome anderer Darmerkrankungen (z. B. Durchfall, Verstopfung usw.) aufweisen, wodurch die Lebensqualität stark beeinflusst sein kann. Neben einer veränderten Darmmotilität und psychischen Faktoren werden auch immunologische Faktoren als Ursache angenommen.

Die herkömmliche Behandlung setzt, je nach vorherrschenden Symptomen, auf Diät, Abführmittel, Durchfallmittel oder psychologische Beratung usw. Auch Ballaststoffe und ätherische Öle können helfen.

2006 wurde eine klinische Studie zur Behandlung des Reizdarmsyndroms mit LDN veröffentlicht (Kariv et al. 2006). An der offenen Pilotstudie nahmen 42 Patienten teil, die vier Wochen lang täglich 0,5 mg LDN erhielten. Sie berichteten von einer Abnahme der Bauchschmerzen, des Stuhldrangs und der Häufigkeit des Stuhlgangs sowie einer Verbesserung der Stuhlkonsistenz. Die schmerzfreien Tage stiegen unter der LDN-Behandlung von anfangs einem halben auf eineinviertel Tage nach vier Wochen an. Insgesamt führte Naltrexon zu einer Verbesserung des Wohlbefindens und wurde gut vertragen.

In einer offenen Folgestudie wurden 50 Patienten vier Wochen lang mit LDN behandelt. Sie berichteten über eine Zunahme schmerzfreier Tage um 140 Prozent.

Ebenso verbesserte sich die Stuhlkonsistenz, der Stuhldrang verringerte sich und die Häufigkeit des Stuhlgangs pro Tag nahm ab (vgl. Moore und Wilkinson 2009).

LDN bei HIV-Infektionen und AIDS

Auch wenn HIV-Infektionen heute sehr viel von ihrem früheren Schrecken verloren haben, ist ihre tödliche Gefahr noch nicht gebannt. Die erworbene Immunschwäche AIDS (Acquired Immune Deficiency Syndrome) wird nach mehrjähriger Inkubationszeit durch das HIV (Humanes Immundefizienz-Virus) ausgelöst. Es zerstört nach und nach immer mehr CD4-T-Helferzellen, was nach mehreren Jahren zu einem Immundefekt führt (weniger als 200 CD4-Zellen pro Mikroliter Blut). Dadurch kommt es zu opportunistischen Infektionen und Tumoren. Da das Immunsystem immer stärker geschwächt wird, sterben die Patienten bei Nichtbehandlung letztendlich.

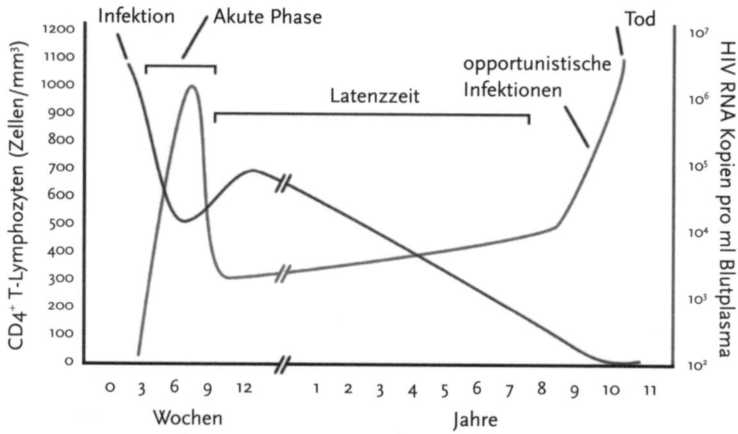

Krankheitsverlauf in Abhängigkeit der CD4-Zellzahlen und der Viruslast bei einer HIV-Infektion und AIDS (Quelle: Wikipedia, public domain)

Eine Infektion erfolgt unter anderem durch ungeschützten Geschlechtsverkehr, kontaminierte Injektionsnadeln und Bluttransfusionen. Während der Schwangerschaft und der Geburt ist eine Übertragung von der Mutter auf das Kind möglich.

Wesentliche Symptome von AIDS sind Nachtschweiß, Gewichtsverlust, Kraftlosigkeit, Fieber und Durchfall. Hinzu kommen etliche weitere Erkrankungen und Symptome wie Lungenentzündung, Husten, Hauterkrankungen, Pilzinfektionen, Herpesinfektionen, neurologische Erkrankungen, Kryptokokken-Meningitis, Kaposi-Sarkom usw.

Weltweit sind bereits 25 Millionen Menschen an AIDS gestorben und mehr als dreißig Millionen Menschen sind zurzeit mit HIV infiziert. Pro Jahr stecken sich mehr als zweieinhalb Millionen Menschen neu an und etwa zwei Millionen AIDS-Patienten sterben jährlich.

Zwar ist die Krankheit noch nicht heilbar, aber die Lebenserwartung der Patienten hat sich dank zahlreicher Arzneimittel zur AIDS-Behandlung enorm verlängert. Antiretrovirale Medikamente, die zur Vermeidung von Resistenzen meist kombiniert eingesetzt werden, vermögen den Ausbruch von AIDS zu verzögern, indem sie die Viruskonzentration unter der Nachweisgrenze halten und die CD4-Zellzahl erhöhen. Heute beginnt man eher spät mit einer antiretroviralen Therapie (HAART), die starke Nebenwirkungen hervorrufen kann.

Das HI-Virus besitzt Glykoproteine, die teilweise in der Virenhülle verankert sind (gp41) und teilweise aus ihr herausragen (gp120). Die aus der Oberfläche ragenden Teile spielen eine wichtige Rolle bei der Bindung des Virus an bestimmte Strukturen der Wirtszellen, nämlich an die sogenannten CD4-Rezeptoren. Diese kommen vor allem auf Immunzellen, nämlich T-Helferzellen, aber auch auf Monocyten, Makrophagen und dendritischen Zellen vor. Die Virushülle enthält auch Bestandteile der Wirtszelle, da sie aus deren Membran gebildet wird. Neben den CD4-Rezeptoren spielen auch andere Rezeptoren eine Rolle bei der Infektion. Einmal in die Wirtszelle eingedrungen, veranlasst das Virus diese dazu, das genetische Material des Virus zu vervielfältigen und neue Viren zu bilden. HI-Viren sind sehr wandlungsfähig und können sich so einem Angriff des Immunsystems oder antiviraler Wirkstoffe entziehen.

Schon recht früh wurden erste Erfahrungen mit LDN bei AIDS-Patienten gemacht. Darüber berichtete Bihari im Jahr 1988 (Bihari et al. 1988) auf der Internationalen AIDS-Konferenz in Stockholm. 1985 und 1986 hatte er in einer doppelblind-placebokontrollierten Cross-Over-Studie zunächst 20 AIDS-Patienten (Gruppe A) drei Monate lang mit 1,75 mg LDN behandelt, während 16 Patienten als Kontrollgruppe (Placebo; Gruppe B) dienten. Anschließend erhielten auch sie LDN.

Während der ersten drei Monate konnte nur in Gruppe A eine Verringerung des Serumspiegels von Alpha-Interferon (IFN-α) von ursprünglich durchschnittlich 175,9 IE (Internationale Einheiten) aprünglich durchschnittlich 175,9 IE (Internationale Einheiten) auf 109,1 auf der Studie fiel der Gehalt an Alpha-Interferon in Gruppe A sogar auf durchschnittlich 11,0 IE.

Außerdem entwickelten sich bei den Patienten der Gruppe A signifikant weniger opportunistische Infektionen, die darüber hinaus zur Hälfte mild verliefen. Auch war die Sterberate während der Studiendauer in Gruppe B weitaus höher (86 Prozent) als in Gruppe A (17 Prozent).

Interferone sind Proteine bzw. Glykoproteine, die vor allem für die Viren- und Tumorbekämpfung wichtig sind. Beim Menschen unterscheidet man zwischen Alpha-Interferon (IFN-α), Beta-Interferon (IFN-β) und Gamma-Interferon (IFN-γ). Alpha-Interferon ist ein endorphinerger Agonist, der 800-mal stärker ist als Morphin und seine Wirksamkeit unter anderem durch Aktivierung von Opioidrezeptoren entfaltet. Bindet Alpha-Interferon an seinen Rezeptor, werden bestimmte Gene aktiviert. Das hemmt die Bildung von Virusproteinen und fördert den Abbau von viralen und zellulären

Nukleinsäuren. Weitere Mechanismen sowie die Aktivierung von Natürlichen Killerzellen stehen im Dienste der Bekämpfung von Viren und Tumoren. Beta-Interferon hat ähnliche Wirkungen wie Alpha-Interferon und benutzt den gleichen Rezeptor. Gamma-Interferon wird von T1-Helferzellen gebildet und aktiviert Makrophagen. Alpha-Interferon wird therapeutisch gegen Virushepatitis und bei einigen Krebsarten eingesetzt, Beta-Interferon bei Multipler Sklerose und schweren Viruserkrankungen, Gamma-Interferon bei Osteoporose und Tumoren.

Da sich die Anzahl und die Empfindlichkeit der Opioidrezeptoren bei hohen Konzentrationen spezifischer Agonisten verringern, könnte ein erhöhter Spiegel an Alpha-Interferon bei AIDS-Patienten die Opioidrezeptoraktivität von Lymphozyten und Vorläuferzellen verringern. Zudem wird vermutet, dass Alpha-Interferon durch Beeinflussung der Aktivität von Hypothalamus, Hypophyse und Nebennierenrinde das Immunsystem stören könnte.

Normalerweise ist Alpha-Interferon nicht im Serum nachweisbar. Sein Gehalt steigt aber nach herkömmlichen Virusinfektionen vorübergehend für wenige Tage auf 8–24 IE an. Bei HIV-Infizierten steigt der Gehalt an Alpha-Interferon 6–18 Monate vor dem Ausbruch von AIDS dauerhaft stark an, was vermutlich Immunreaktionen unterdrückt.

In der genannten Studie (Bihari et al. 1988) reduzierte die LDN-Gabe in 61 Prozent der Fälle sehr deutlich die krankhaft erhöhten Alpha-Interferon-Werte. Das führt offensichtlich zu Veränderungen im Immunsystem, die AIDS-Patienten einen gewissen Schutz vor dem Fortschreiten der Krankheit bieten.

In dieser Studie traten keine Nebenwirkungen auf und die Forscher weisen darauf hin, dass AIDS-Patienten umso mehr von LDN profitieren, je früher sie es einnehmen. Dabei ist zu bedenken, dass es damals noch keine der heutigen

Standardmedikationen gegen AIDS gab und die Lebenserwartung nach Ausbruch der Krankheit sehr niedrig war.

Bihari stellte bei HIV-Patienten auch weniger als 20 Prozent des normalen Endorphingehalts fest. Mit 1,75 mg bis 4,5 mg Naltrexon abends gelang es ihm, durch vorübergehende Blockierung der Opioidrezeptoren den Endorphingehalt um 100–300 Prozent zu steigern.

LDN-Studie in Mali

Vor allem in einigen afrikanischen Ländern ist AIDS zu einem verheerenden Problem geworden. 26 Millionen Afrikaner sind HIV-infiziert, sechs Millionen haben AIDS und elf Millionen sind bereits daran gestorben. Besonders problematisch ist dabei, dass kein oder zu wenig Geld für eine ausreichende medizinische Versorgung und Prävention vorhanden ist. Deshalb wäre eine unterstützende, kostengünstige Behandlung mit LDN eine große Hilfe.

In Privatinitiative wurde 2007 in Mali eine kontrollierte Studie begonnen, in die 250 Betroffene aufgenommen werden sollten. Sie wurden in drei Behandlungsgruppen eingeteilt, nämlich ausschließlich LDN (Gruppe 1), nur antiretrovirale Therapie (Gruppe 2) und LDN plus antiretrovirale Therapie (Gruppe 3). Daneben wird auch über den verantwortungsbewussten Umgang mit der Krankheit aufgeklärt.

Diese Studie wurde durch das Engagement verschiedener Menschen und Organisationen ermöglicht. So haben Jacquelin McCandless, die LDN bei Autismus untersuchte, und ihr Ehemann Jack Zimmerman das Mali-Projekt populär gemacht und für seine Finanzierung geworben. Der viel zitierte Bernard Bihari, der in den 1980er-Jahren die ersten AIDS-Patienten mit LDN behandelte, ist Berater und zwei Apotheken aus Manhattan und Florida stellen kostenlos LDN zur Verfügung.

Ursprünglich war geplant, bis Anfang 2009 alle Teilnehmer rekrutiert zu haben. Dieses Ziel konnte jedoch nicht erreicht werden. Das liegt unter anderen daran, dass eine HIV-Infektion in Mali noch immer ein Stigma bedeutet, aber auch an den Einschlusskriterien (CD4-Zellzahl zwischen 275 und 475). Aber bis Juli 2009 hatte man immerhin 171 Teilnehmer gewonnen und Anfang 2010 wurde die Studie abgeschlossen. Die Ergebnisse sollen im August 2010 auf einer Konferenz in Bamako und in wissenschaftlichen Zeitschriften publiziert werden. Es sind zwei Veröffentlichungen über die klinischen Ergebnisse, eine Veröffentlichung über die Wirkung von LDN auf das Immunsystem, eine über die Ergebnisse der Gruppensitzungen und eine darüber, wie LDN in Mali und anderen afrikanischen Ländern verfügbar gemacht werden kann. Diese Verfügbarkeit ist eines der großen Ziele der Initiatoren des Mali-Projektes. So wird beispielsweise aktuell an einer Darreichungsform als Creme für Kinder und Jugendliche gearbeitet.

Zuletzt informierten die Studienleiter am 9. März 2010 auf Ihrer Homepage *www.ldnafricaaids.org* wie folgt über den Stand der Dinge:

Alle klinischen Tests der Gruppe 1 sind durchgeführt und werden momentan statistisch ausgewertet. Die Daten beinhalten sechs umfangreiche klinische Auswertungen jedes einzelnen Teilnehmers, die über neun Monate erhoben wurden. Diese Daten umfassen CD4, CD4-Prozent, Hämoglobin, BMI-Werte (Body Mass Index) und die Viruslast. Darüber hinaus werden die Alpha-Interferon-Werte vor und nach Behandlung erfasst.

Schon vorab teilen die Wissenschaftler mit, dass es einige ermutigende Trends hinsichtlich des Einsatzes von LDN zur Stabilisierung des Immunsystems erwachsener HIV-Positiver gibt. Das betrifft besonders den Parameter CD4-Prozent, der den Anteil der CD4-Zellen zur Gesamtzahl der Lymphozyten angibt. Dieser Wert hat sich als zuverlässigerer Indikator für den Zustand des Immunsystems herausgestellt, als die reine CD4-Zellzahl.

38 der ursprünglich 57 Teilnehmer der Gruppe 1 haben bis zum Ende der Studie teilgenommen und die Daten von acht weiteren Teilnehmern, die die Studie nahezu komplett beendet haben, werden in der Schlussauswertung berücksichtigt.

Die klinischen Tests der Gruppe 2, die ausschließlich antiretroviral (HAART) behandelt wurden, wurden im März 2010 mit 42 Teilnehmern abgeschlossen. In Gruppe 3 (HAART plus LDN) wurden die Daten von 44 Teilnehmern ausgewertet. Diese Teilnehmerzahlen lassen eine statistische Auswertung und einen Vergleich zwischen den drei Behandlungsansätzen zu.

Die Autoren stellten zu ihrer Überraschung fest, dass die Studienteilnehmer sehr offen über ihre Krankheit sprachen, obwohl eine HIV-Infektion in Mali noch immer mit einem starken Stigma behaftet ist.

Erwähnenswert ist bei diesem Projekt, dass es sich über Spendengelder (75 Spender mit mehr als 100 Spenden) finanziert. Die Initiatoren konnten also zu keinem Zeitpunkt sicher sein, ob das Projekt überhaupt abgeschlossen werden würde.

Von anderen Forschern wurde untersucht, ob LDN die Ausbildung von HIV-1 in CD4-Zellkulturen beeinflussen kann. Tatsächlich konnte experimentell nachgewiesen werden, dass LDN die Wirkung antiviraler Arzneimittel verdoppeln bis verdreifachen kann, während es alleine keinen Einfluss zeigte. Die Autoren weisen darauf hin, dass diese Potenzierung möglicherweise über den Kappa-Opioid-Rezeptor vermittelt wird (Gekker et al. 2001).

Auf der Seite *www.lowdosenaltrexone.org/ldn_and_hiv.htm* (aufgerufen am 10.03.10) sind weitere Erfahrungen von Dr. Bihari mit LDN bei AIDS-Patienten zusammengestellt. Seit

2002 behandelte er AIDS-Patienten mit niedrigen CD4-Zellzahlen mit mindestens einem antiretroviralen Medikament und LDN.

Normalerweise ist bei 60 bis 70 Prozent der Infizierten nach drei Jahren eine erhöhte Virenlast nachweisbar. Bei den 202 zusätzlich mit LDN behandelten Patienten war das Virus nach fünf Jahren nur bei 14 Prozent nachweisbar.

Bihari stellte bei zusätzlicher LDN-Gabe im Vergleich zur reinen antiretroviralen Therapie eine signifikante Erhöhung der CD4-Zellzahlen um im Mittel 87 Prozent fest. Nur bei vier Patienten – sie hatten LDN abgesetzt – wurde eine Lipodystrophie (unphysiologische Umverteilung von Fettgewebe) beobachtet, während sie ansonsten bei 40 Prozent der AIDS-Patienten unter antiretroviraler Therapie vorkommt. In einigen Fällen kam es durch LDN nach mehreren Monaten sogar zur Normalisierung der unphysiologischen Fettverteilung. Wahrscheinlich ist das auf die Erhöhung von Endorphinen durch LDN und eine damit verbundene Normalisierung des Cortisolspiegels zu erklären.

Erfahrungsberichte

Zum Einsatz von LDN bei Patienten mit HIV liegen einige Kurzberichte aus dem Jahr 2001 vor (vgl. *www.lowdosenaltrexone.org/ldn_and_hiv.htm*):

LDN bei HIV

Alle Patienten begannen mit 3 mg Naltrexon (LDN) und steigerten die Dosis auf 4,5 mg.

Bei einem 47 Jahre alten Mann (V.) war im Oktober 1989 HIV diagnostiziert worden. Im April 1992 hatte er CD4-Zellzahlen von 580 (CD4-Prozent = 29). Im Juni 1992 begann er mit der Einnahme von LDN und im Juli 1999 – er hatte seit sieben Jahren nur LDN, aber keine antiretroviralen Medikamente mehr eingenommen – betrug die CD4-Zellzahl 776 (CD4-Prozent = 29,4). Bei einer Nachuntersuchung im April 2000 war sein Gesundheitszustand gut.

Bei einem 53 Jahre alten Mann (M.) wurde im Juli 1990 HIV diagnostiziert; er begann im Januar 1991 mit der Einnahme von LDN. Damals betrug seine CD4-Zellzahl 742. Mehr als zehn Jahre später lag sie bei 778. Bei seinem Besuch bei Dr. Bihari im September 2001 hatte er eine leichte Neuropathie und erhöhte Lymphozytenwerte (Lymphozytose). Der Patient nahm keine antiretroviralen Arzneimittel ein.

Bei einer 37 Jahre alten Frau wurde im März 1992 HIV diagnostiziert. Fünf Monate später begann sie mit der Einnahme von LDN. Vorher hatte sie eine Zeit lang AZT (Zidovudin) eingenommen. Im April 1992 lag ihre CD4-Zellzahl bei 321 (CD4-Prozent = 50,3), im Juni 1999 aber wieder bei 444 (CD4-Prozent = 42,9). 2001 ging es ihr gut und sie brachte ein HIV-negatives Kind zur Welt.

Bei einem 40 Jahre alten Mann wurde 1992 HIV diagnostiziert. Im Dezember des folgenden Jahres begann er LDN einzunehmen. Damals lag seine CD4-Zellzahl bei 422 (CD4-Prozent = 20). Nach acht Jahren nur mit LDN, ohne antiretrovirale Behandlung, wurden im Dezember 2001 756 CD4-Zellen pro Mikroliter gemessen (CD4-Prozent = 25) und sein Allgemeinzustand war hervorragend.

Ein 48 Jahre alter HIV-positiver Mann begann im Mai 1997 mit der Einnahme von LDN. Seine CD4-Zellzahl stieg bis zum Oktober 2001 von 557 (CD4-Prozent = 33) immerhin auf 718 (CD4-Prozent = 42) und sein Gesundheitszustand war gut. Er hatte zu Beginn der Therapie zusätzlich zu LDN dreieinhalb Monate lang antiretrovirale Arzneimittel eingenommen.

Eine 53-jährige HIV-positive Frau hatte einen insulinpflichtigen Diabetes mellitus und aufgrund der antiretroviralen

Therapie eine gestörte Verteilung des Körperfetts (Lipodystrophie). Im Mai 2002 empfahl ihr Dr. Bihari LDN. Schon drei Wochen später war ihr täglicher Insulinbedarf von 90 Einheiten auf 20 gesunken. Außerdem war die Fettwulst im Nacken um zwei Drittel zurückgegangen.

LDN bei Autismus

Heute unterscheidet man im Wesentlichen zwei Autismusformen, nämlich das Kanner-Syndrom (frühkindlicher Autismus) und das Asperger-Syndrom (ab dem dritten bis vierten Lebensjahr). Die tief greifende Entwicklungsstörung kann unterschiedlich stark ausgeprägt sein und umfasst das Spektrum von Schüchternheit bis hin zur geistigen Behinderung. Etwas mehr als ein Prozent (Tendenz steigend) der Bevölkerung ist von Autismus betroffen, Männer vier- bis achtmal häufiger als Frauen. Bei Betroffenen sind die Wahrnehmung und die Informationsverarbeitung, das Kommunikationsverhalten und die soziale Interaktion gestört. Oft sind auch die Motorik und die Sprachentwicklung gestört. Andererseits sind neben stereotypen und ritualisierten Verhaltensweisen überdurchschnittliche Wahrnehmung, Aufmerksamkeit, Gedächtnis und Intelligenz festzustellen. Manche Autisten zeichnen sich durch eine besonders herausragende Inselbegabung aus. Auffällig ist auch ihre brillante Sehschärfe.

Autismus ist zwar nicht heilbar und gilt als 50- bis 100-prozentige Behinderung. Durch entsprechende Maßnahmen kann Betroffenen aber ein an sie angepasstes Umfeld geboten und es können individuelle, ganzheitliche Lebenshilfen gegeben werden. Dazu zählen beispielsweise Verhaltenstherapien für Betroffene und Eltern, Beziehungsaufbau zu Betroffenen, Förderung der Sozialkompetenz, Ergotherapie, Physiotherapie und Logopädie.

Begleiterkrankungen (z. B. psychische Probleme), aber nicht der Autismus selbst lassen sich medikamentös behandeln.

Die Ursache von Autismus ist noch nicht genügend erforscht. Eine Gefühlskälte der Mutter, wie früher oft angenommen, ist jedenfalls nicht der Auslöser. Eher spielen genetische

Faktoren bei der Gehirnentwicklung (Entwicklung des Frontallappens und / oder Störung neuronaler Verschaltungen) eine Rolle, aber wohl auch das Alter des Vaters. Diskutiert werden auch Gehirnschäden und Stoffwechselstörungen (erhöhte Dopamin-, Serotonin-, Adrenalin- und Noradrenalinwerte). Daneben gibt es etliche weitere Hypothesen zur Entstehung von Autismus, die hier nicht alle erörtert werden können.

Interessant ist hier aber die sogenannte Opioidhypothese. Sie geht davon aus, dass kindlicher Autismus durch eine übermäßig starke Opioidaktivität während der Neonatalperiode (= die ersten 28 Lebenstage eines Neugeborenen) im Gehirn ausgelöst wird. Dies könnte den Sozialtrieb hemmen und zu autistischer Isolierung und Zurückgezogenheit führen.

Schon lange wurde ein Zusammenhang zwischen dem Verzehr von Milch und Getreide und dem Auftreten von Schizophrenie vermutet. Die darin enthaltenen Eiweiße Kasein (in Milch) und Gluten (in Getreide) werden während der Verdauung zu sogenannten Exorphinen (Casomorphine und Gliadorphine) abgebaut, das sind mit Endorphinen verwandte Peptide. Es sind also Opioide, die wie die Endorphine an Opioidrezeptoren binden. Aus Tierversuchen weiß man, dass Opioide eher zur sozialen Isolierung führen, während Opioidantagonisten Sozialkontakte fördern. Auch die ausgeprägte Mutter-Kind-Beziehung kurz nach der Geburt wird in Zusammenhang mit Casomorphinen der Muttermilch gebracht.

Nachdem Karl Reichelt im Urin betroffener Kinder Opioidabbaustoffe nachweisen konnte, die von Gluten und Kasein stammten (Reichelt et al. 1981 und Reichelt et al. 1991), entwickelte er Anfang der 1990er-Jahre die Opioidhypothese als Ursache von Autismus. Man vermutet, dass die Exorphine bei Menschen mit Autismus ins Gehirn gelangen und an die dortigen Opioidrezeptoren binden. Tatsächlich stellt die gluten- und kaseinfreie Ernährung (gfcf) einen Baustein in der Behandlung von Autismus dar, auch wenn ein wissenschaftlicher Nachweis noch aussteht. Dem stehen jedoch positive Erfahrungsberichte von Betroffenen und deren Familien gegenüber.

Tatsächlich kann in manchen Fällen auch eine Verbesserung durch den Opioidantagonisten LDN herbeigeführt werden. Zunächst berichteten französische Forscher über ihre Behandlungserfolge mit täglich einem Milligramm Naltrexon pro Kilogramm Körpergewicht bei zwei autistischen Mädchen (Leboyer et al. 1993). Sie konnten eine sofortige Verringerung der Hyperaktivität, des zuvor stark ausgeprägten Selbstverletzungsverhaltens und der Aggression feststellen. Andererseits wurde die Aufmerksamkeit gesteigert und das Sozialverhalten, Lächeln und Spielverhalten (mit anderen) wurden verbessert.

1995 veröffentlichte die Arbeitsgruppe dann das Ergebnis einer doppelblind-placebokontrollierten Studie (Bouvard et al. 1995), in der sie autistische Kinder einen Monat lang täglich mit 0,5 mg LDN pro Kilogramm Körpergewicht behandelt hatten. Dabei wurde der Zusammenhang zwischen klinischen und biochemischen Daten hinsichtlich des therapeutischen Effekts untersucht.

Sie stellten einen marginal besseren klinischen Gesamtnutzen von LDN gegenüber einem Placebo fest. Offensichtlich gibt es einen Zusammenhang zwischen dem Verbesserungsgrad und der Normalisierung bestimmter Plasmawerte. 70 Prozent der Kinder hatten nämlich zunächst unnormal niedrige Werte des Adrenocorticotropen Hormons (ACTH wird von der Hypophyse gebildet und reguliert die Produktion von Kortison und Kortisol in der Nebennierenrinde). 60 Prozent hatten erhöhte Norepinephrinwerte, 50 Prozent erhöhte Argininvasopressinwerte und 20 Prozent erhöhte Serotoninwerte. Es stellte sich heraus, dass diejenigen, die von LDN am meisten profitierten, die beste Normalisierung der erhöhten Plasmawerte aufwiesen, vor allem von Serotonin und von Beta-Endorphin. Letzteres war vor Beginn der Behandlung mit LDN bei allen Kindern sehr stark erhöht. Die Autoren vermuten deshalb, dass nur autistische Kinder mit anormalen Plasmawerten von LDN profitieren.

Ebenfalls 1995 erschien eine US-amerikanische randomisierte, doppelblind-placebokontrollierte Cross-Over-Studie, in der dreizehn autistische Kinder im Alter von 3,4 bis 8,3 Jahren mit einem Milligramm LDN pro Kilogramm Körpergewicht täglich behandelt wurden (Kolmen et al. 1995). Die Beurteilung erfolgte unter anderem anhand der Bewertung von Eltern und Lehrern sowie einer Videoauswertung, Laboruntersuchungen und Bewertungsskalen.

Acht der dreizehn Patienten verbesserten sich teilweise signifikant bei zwei oder mehr Kriterien und die Nebenwirkungen waren kurzzeitig und mild. Problematisch war hingegen die Verabreichung der bitteren Tabletten. Die Autoren schlussfolgern, dass LDN bei jungen autistischen Kindern eine mäßige Verbesserung des Verhaltens und der sozialen Kommunikation herbeiführt.

Zwei Jahre später folgte von der gleichen Arbeitsgruppe (Kolmen et al. 1997) eine Nachtragsarbeit (randomisiert, doppelblind, cross-over aber nicht placebokontrolliert), in der Wirksamkeit und Sicherheit von einem Milligramm pro Kilogramm Körpergewicht Naltrexon bei autistischen Kindern untersucht wurden. Ferner wurde die Verbesserung des Lernvermögens beurteilt. Die Wirksamkeit wurde anhand der Bewertung von Eltern und Lehrern und durch Videoauswertung erfasst. Insgesamt führte LDN bei elf Kindern zu einer leichten Verhaltensverbesserung, aber das Lernvermögen wurde nicht verbessert.

Schon 2006 wurde unter dem Titel „Trial of Low Dose Naltrexone for Children With Pervasive Developmental Disorder (PDD)“ in Israel eine Studie vorbereitet. Unter PDD versteht man tief greifende Entwicklungsstörungen mit eingeschränkter Aktivitätsentwicklung und beeinträchtigter Kommunikation und Sozialbeziehungen. Bei 50 autistischen Kindern im

Alter von drei bis sechs Jahren soll der Effekt von LDN untersucht werden. Ziel der Studie ist es, herauszufinden, ob LDN das Sozialverhalten und die Sprache positiv beeinflusst. Die Phase I / Phase II-Cross-Over-Studie ist randomisiert, doppelblind-placebokontrolliert und wird von der Hadassah Medical Organization unterstützt und soll am Jerusalem Institute for Child Development durchgeführt werden (siehe *http://clinicaltrials.gov/ct2/show/NCT00318162*; abgerufen am 25.02.10).

Die Behandlung soll in der Weise erfolgen, dass die Hälfte der Kinder zunächst entweder LDN oder ein Placebo bekommt. Dann erfolgt ein Wechsel (Cross Over). Nach zwei und nach vier Monaten erfolgt eine Bewertung des Spielverhaltens durch Auswertung von Videos und eines von Eltern und Lehrern ausgefüllten Fragebogens. Leider scheint mit dieser Studie bis heute noch nicht begonnen worden zu sein.

Die Tatsache, dass bei manchen autistischen Kindern Autoantikörper gegen Gehirngewebe (Enzyme, Gliadin und Hitzeschockproteine), gefunden werden, führte dazu, dass die Krankheit von manchen Wissenschaftlern mit Autoimmunerkrankungen in Verbindung gebracht wird.

Ebenfalls fand man bei autistischen Kindern erhöhte Spiegel der Immunzellen T-Helfer-1 und T-Helfer-2, aber entgegen aller Erwartung niedrige Werte an Interleukin-10 (IL-10) (vgl. dazu Moore und Wilkinson 2009, S. 98–99). Der Mangel an IL-10 scheint jedoch nur bei autistischen Kindern mit gastrointestinalen Symptomen vorzukommen. LDN scheint bei einigen Kindern IL-10 zu erhöhen, bei anderen zu erniedrigen.

LDN bei Krebserkrankungen

Unter Krebs versteht man allgemein die bösartige, unkontrollierte Vermehrung von Zellen. Weltweit erkranken jährlich etwa zwölf Millionen Menschen an Krebs und fast acht Millionen Menschen sterben jedes Jahr daran. Krebs ist sicherlich eine der größten und vielfältigsten Geißeln der Menschheit. Man kennt etwa einhundert verschiedene Krebsarten und jedes Organ kann betroffen sein. So vielfältig und gefährlich diese Krankheit ist, so unterschiedlich sind ihre Ursachen und Ausprägungen, aber auch die Heilungschancen.

Risikofaktoren für Krebs sind das Alter, Rauchen (25–30 Prozent der Krebserkrankungen), Alkohol, Umweltgifte, genetische Faktoren, Virusinfektionen, Strahlung, Immunsuppression, psychischer Stress und Übergewicht.

Normalerweise sterben defekte Zellen ab (programmierter Zelltod). Sind die genetischen Kontrollmechanismen (Wächtergene), die eine korrekte Zellteilung überwachen, jedoch ebenfalls defekt, dann können sich Krebszellen ungehemmt vermehren und es kommt zur Metastasenbildung. Manchmal ist auch das Immunsystem mit der Bekämpfung von Krebszellen überfordert bzw. wird es von ihnen überlistet.

Die wichtigsten Therapiemöglichkeiten sind Operationen, Bestrahlung und Chemotherapie. Für die medikamentöse Behandlung stehen Zytostatika (zur Hemmung der Zellvermehrung), Hormonbehandlung, Hemmung der Bildung von Blutgefäßen in Tumoren, Immuntherapie, Schmerztherapie und individuelle Symptombehandlung zur Verfügung. Wichtig ist eine gezielte Krebstherapie, zu der man auch die Behandlung mit LDN zählen kann.

Neben der schulmedizinischen Therapie gibt es auch eine Reihe von Alternativbehandlungen, die hier nicht alle ausgeführt werden können. Bekannt sind beispielsweise die Misteltherapie oder Vitamin B17 (Amygdalin; vgl. Kern 2009).

Wie schon erwähnt, machte Bihari viele positive Erfahrungen mit LDN bei AIDS-Patienten und Krebspatienten. Seine Erkenntnisse bei der Behandlung von etwa 450 Krebspatienten seit 1999 wurden auf einer Internetseite aufbereitet (siehe *www.lowdosenaltrexone.org/ldn_and_cancer.htm*). Dabei handelt es sich zwar nicht um eine wissenschaftliche Auswertung, trotzdem gibt sie wichtige Hinweise auf das Potenzial von LDN bei Krebs. Man kommt zu dem Schluss, dass in bis zu 60 Prozent der Fälle ein signifikanter Nutzen durch LDN erzielt wurde.

Von den 450 Patienten wurden 354 von Bihari regelmäßig nachuntersucht. Bis zum März 2004 waren 84 dieser 354 Patienten verstorben. Das lag offenbar daran, dass sie zu dem Zeitpunkt schon sehr krank und austherapiert waren. Von den verbleibenden 270 Patienten wurden 220 mindestens sechs Monate lang mit LDN behandelt. Davon zeigten 86 signifikante Verbesserungen, gemessen an einer 75-prozentigen Tumorschrumpfung und dem Rückgang tumorbedingter Symptome. Bei 125 der restlichen 135 Patienten stabilisierte sich der Tumor oder ging ebenfalls zurück. Nur bei neun Patienten schritt die Krankheit weiter voran. Die meisten Patienten, bei denen der Tumor signifikant zurückging, hatten keine Chemotherapie bekommen.

Bihari erklärt sich die Wirksamkeit von LDN bei Krebs folgendermaßen:

- Vermehrte Bildung des Opioidwachstumsfaktors (Met-Enkephalin) und von Beta-Endorphin.
- Vermehrte Bildung von Opioidrezeptoren auf den Tumorzellen, wodurch Endorphine vermehrt den Zelltod einleiten können.
- Erhöhung der Zahl von Natürlichen Killerzellen und ihrer Aktivität sowie die Zahl der Lymphozyten-aktivierten CD8 Zellen, die auf erhöhte Endorphinspiegel reagieren.

Zu den von Bihari erfolgreich mit LDN behandelten Krebsarten zählen:

Blasenkrebs, Brustkrebs, Karzinoid (neuroendokrine Tumoren), Dickdarmkrebs, Glioblastom (ein Gehirntumor), Leberkrebs, Lungenkrebs (nicht kleinzellig), chronische lymphatische Leukämie, Lymphom (Hodgkin und Non-Hodgkin), Malignes Melanom, Multiples Melanom, Neuroblastom, Eierstockkrebs, Pankreaskrebs, unbehandelter Prostatakrebs, Rachenkrebs und Gebärmutterkrebs. LDN scheint also eine interessante, gut verträgliche Ergänzung zur Standardtherapie darzustellen.

Offenbar profitieren besonders solche Patienten von LDN, die keine andere Krebstherapie bekommen. So war auffällig, dass Patienten mit Prostatakrebs, die bereits eine Hormonbehandlung o. Ä. bekommen hatten, nicht auf LDN ansprachen.

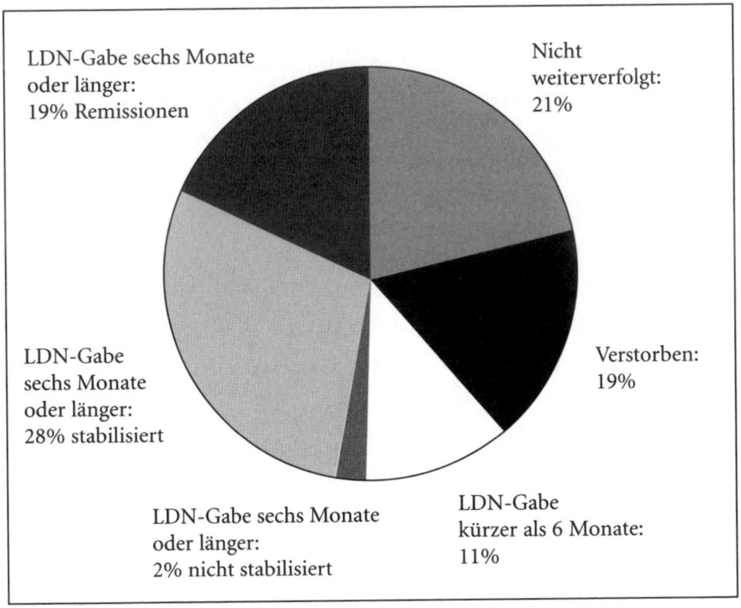

Auswertung der 450 von Dr. Bernard Bihari mit LDN behandelten Krebspatienten (Stand: März 2004)

Ebenfalls stellte Bihari fest, dass eine frühe Krebstherapie mit LDN offenbar besonders gut anschlägt.

Prof. Ian Zagon hat sich etwa dreißig Jahre lang der Erforschung der Wirkung von Opioiden und Opioidantagonisten auf die Zellvermehrung und die Wundheilung gewidmet. Zunächst arbeitete er mit dem Opioidantagonisten Naloxon und fand heraus, dass die langfristige Blockierung der Opioidrezeptoren mit hohen Dosen die Zellvermehrung anregt, während sie durch vorübergehende Blockierung mit niedrigen Dosen gehemmt wird (vgl. Moore und Wilkinson 2009). Diese Erkenntnis spornte ihn an, unter anderem den Einfluss von Opioidantagonisten auf die Zellvermehrung bei Krebs zu untersuchen.

Eine wichtige Rolle bei der Krebsentstehung bzw. der Vermehrung von Krebszellen spielt das Protein p53, das „Wächter des Genoms" genannt wird. Dieser Transkriptionsfaktor kommt in defekten Zellen vermehrt vor, in ruhenden fast gar nicht, hat aber eine wichtige Funktion bei der Zellteilung: Das Protein hat die Aufgabe, bei der Zellteilung mehrere Gene zu blockieren, um der Zelle Zeit zu geben, fehlerhafte Gene zu reparieren, bevor sie sich teilt. Zu diesem Zweck wird p53 in Zellen mit DNA-Schäden angehäuft und dadurch die Zellteilung durch Bildung eines weiteren Eiweißes (p21) gestoppt und es werden Reparaturmechanismen eingeleitet. Nach Durchführung der Reparaturen wird p53 wieder verstärkt abgebaut, p21 nicht mehr produziert und die Zelle kann sich teilen.

Bei sehr hoher Konzentration von p53 wird der programmierte Zelltod eingeleitet, was in manchen Tumoren zu einer Unterdrückung des weiteren Wachstums führt. Bei der Hälfte aller Krebsarten ist jedoch das Gen mutiert, das für die Bildung des Eiweißes p53 verantwortlich ist. Das heißt, der Regulationsmechanismus ist außer Kraft gesetzt.

Man geht davon aus, dass der Opioidwachstumsfaktor (Met-Enkephalin; OGF) Immunmechanismen anregt (Makrophagen, Natürliche Killerzellen) und so zur Zerstörung von Krebszellen beiträgt. Wie erwähnt, stellte Zagon fest, dass niedrige Dosierungen von Opioidantagonisten (Naloxon und Naltrexon) Opioidrezeptoren für vier bis sechs Stunden blockieren und es anschließend zu einer erhöhten Produktion endogener Opioide und des Opioidwachstumsfaktors kommt.

OGF bindet an den OGFr, der sich am Zellkern befindet. Das führt zur Hemmung der Tumorzellvermehrung und zur Hemmung der Neubildung von Blutgefäßen in Tumoren (Angiogenese).

OGF hemmt das Krebszellwachstum, indem er die Bildung bestimmter Proteine beeinflusst (vgl. die Ausführungen zu p21 und p53). Bei Kopf- und Nackenkrebs wird das Zellwachstum durch Beeinflussung des Proteins p16 durch den OGF-OGFr-Komplex gehemmt. Beim Pankreaskrebs geschieht das durch Beeinflussung von p21.

Auch das Protein p16 spielt – wie p21 – eine wichtige Rolle beim Zellzyklus und bei Mutationen. Eine mit zunehmendem Alter vermehrte Bildung von p16 hemmt die Vermehrung von Stammzellen und verringert dadurch das Krebsrisiko. Andererseits werden dadurch die mit einer Zellalterung einhergehenden Risiken begünstigt. Mutationen des für die Bildung von p16 zuständigen Gens sind mit einem erhöhten Risiko für bestimmte Krebsarten verbunden. Dazu gehören Pankreaskrebs, Speiseröhrenkrebs und Magenkrebs.

Nach Zagons Ansicht basiert die Wirkung von LDN bei verschiedenen Erkrankungen auf der Hemmung der Zellwucherungen und der Wiederherstellung der Homöostase. Dies wies vor allem seine Arbeitsgruppe in zahlreichen experimentellen Studien, die hier nicht alle detailliert ausgewertet werden können, mit unterschiedlichen Krebszellvarianten nach.[3] Neben LDN, das die Konzentration an OGF und OGFr erhöht, wurde auch OGF direkt getestet. Bei mindestens zwei Dutzend Krebsarten wurden inzwischen Erfahrungen mit LDN und OGF gemacht.

Im Jahr 2000 wies eine Forschergruppe um Ian Zagon erstmals nach, dass sich mit dem Opioid-Wachstumsfaktor signifikant das Wachstum von Kapillaren (Angiogenese) hemmen lässt (Blebea et al. 2000). Solche Neubildungen kleinster Blutgefäße sind wichtig für die Nährstoff- und Sauerstoffversorgung sowie die Metastasenbildung von Tumoren. Kann man das Wachstum solcher Blutgefäße hemmen, hat das auch Auswirkungen auf das Tumorwachstum.

Vier Jahre später folgte dann eine erste Phase-I-Studie mit 21 Patienten zur Behandlung von nicht operablem Pankreaskrebs mit dem Opioid-Wachstumsfaktor OGF (Smith et al. 2004). In zwei Fällen gingen Lebermetastasen zurück und bei einem Patienten der Pankreastumor. Es wurden keine Nebenwirkungen beobachtet. Eine weitere groß angelegte Studie wurde im Januar 2009 an der Penn State University begonnen und soll im Februar 2011 beendet sein.

In einer weiteren Studie wurde nachgewiesen, dass die durch LDN induzierte Bildung von OGF und OGFr das Wachstum von Pankreaskrebs hemmt (Zagon et al. 2007).

Die Tatsache, dass LDN und Endorphine verschiedene Krebsarten hemmen, könnte damit zusammenhängen, dass die durch LDN vermehrt produzierten Endorphine und Enkephaline mit den Opioidrezeptoren der Tumoren interagieren und zum Zelltod (Apoptose) führen. Außerdem stoßen sie wohl die Vermehrung von Natürlichen Killerzellen usw. an.

Im Integrative Medical Center der New Mexico State University, Las Cruces, wurde ein Patient mit Pankreaskarzinom

---

[3] Einen guten Überblick bieten Moore und Wilkinson 2009.

mit LDN und mit Alpha-Liponsäure-Infusionen (zur Alpha-Liponsäure vgl. Pies 2003) behandelt. Zusätzlich wurde der Patient zu einer gesunden Lebensführung verpflichtet. Die Autoren (Berkson et al. 2006) berichten von dem Langzeitüberleben ohne toxische Nebenwirkungen, obwohl dem Patienten im Oktober 2002 nur noch eine kurze Lebenserwartung vorhergesagt worden war. Im Januar 2006 war er symptomfrei und arbeitete wieder. Die Krebserkrankung war nicht nennenswert fortgeschritten.

Plattenepithelkarzinome an Kopf und Nacken werden vornehmlich durch Sonnenstrahlung ausgelöst. Die Arbeitsgruppe um Zagon fand heraus, dass die Konzentration des Rezeptors des Opioid-Wachstumsfaktors OGFr bei dieser Krebsart erniedrigt ist (McLaughlin et al. 2003). Dadurch wird möglicherweise das Tumorwachstum begünstigt. Tatsächlich lassen sich bei Mäusen durch die Gabe von OGF alleine und in Kombination mit Paclitaxel (Standardmedikament zur Behandlung von Plattenepithelkarzinomen) eine signifikante Verringerung des Tumorgewichts und eine höhere Überlebensrate erzielen. Die Autoren schlussfolgern, dass die Kombinationstherapie aus Paclitaxel (chemisch) und OGF (biologisch) eine wertvolle Alternative zur Standardtherapie darstellen könnte.

Auch bei einem Patienten mit B-Zell-Lymphom machten die mexikanischen Ärzte gute Erfahrungen (Berkson et al. 2007).

Erfahrungsberichte: LDN bei Krebs

Ähnlich wie bei Multipler Sklerose gibt es auch für die Krebsbehandlung mit LDN zahlreiche Erfahrungsberichte. Einige typische werden nachfolgend abgedruckt (nach *http://www.lowdosenaltrexone.org/ldn_and_cancer.htm*).

Lungenkrebs

Bei einer 61-jährigen Frau, die früher stark geraucht hatte, wurden 1999 Veränderungen am rechten oberen Lungenlappen und im April 2001 unter dem Schlüsselbein (supraclavikulär) eine Metastase festgestellt. Im August 2001 wurden mittels MRI supraclaviculäre Anhäufungen von Knoten und sternförmige Veränderungen an der Spitze des oberen rechten Lungenlappens gefunden. Die Patientin begann damals mit der Einnahme von LDN und seitdem veränderte sich der Befund nicht. (Bericht vom Frühjahr 2004)

Malignes Melanom

Im Jahr 1976 war bei einer Patientin eine primäre Hautveränderung am unteren Rücken entfernt worden. Im Dezember 1977 war in der linken Leiste eine Geschwulst festgestellt worden, die 1978 auf eine medikamentöse Therapie ansprach. Dann war die Patientin zwanzig Jahre lang symptomfrei, bis an der früheren Stelle wieder eine krebsartige Veränderung auftrat, die operativ entfernt wurde. Im April 1999 nahm die Patientin an einer Studie zur Melanomimpfung teil, entwickelte während des nächsten halben Jahres aber zwei weitere krankhafte Hautveränderungen am unteren Rücken. Im Februar 2000 wurde eine Veränderung an der linken sechsten Rippe festgestellt, die sich innerhalb von zwei Monaten merklich vergrößerte. Darüber hinaus wurden Veränderungen im linken Kreuzbein und am fünften Lendenwirbel festgestellt. Im August 2000 untersuchte Dr. Bihari die damals 53-jährige Melanompatientin erstmals und verordnete ihr LDN. Seitdem gab es keine weitere Verschlechterungen und keine neuen Metastasen. (Bericht aus dem Jahr 2004)

Speiseröhrenkrebs

Ein Priester entwickelte im April 2002 Verdauungsprobleme und Schluckbeschwerden. Im Juni wurden eine Verengung und Unregelmäßigkeiten der unteren Speiseröhre festgestellt. Im Juni 2002 hatte sich die untere Speiseröhre um zwei Zentimeter verdickt und reichte in den Obermagen hinein. Außerdem wurden je fünf größere Knoten in der Brust und im Unterleib festgestellt. Der Patient lehnte eine Chemotherapie ab und nahm stattdessen LDN ein. In den nächsten Monaten ließen die Schluckbeschwerden signifikant nach und sein Gewicht stabilisierte sich. Außerdem verbesserte sich sein Allgemeinbefinden unter LDN. Weitere Arzneimittel nahm er nicht ein.

Nierenkrebs

Ein 41-jähriger Patient mit Nierenzellkarzinom hatte bereits Leber- und Lungenmetastasen, als er Dr. Bihari aufsuchte. Sein Onkologe hatte ihm einerseits gesagt, es gäbe keine wirksame Therapie, war aber andererseits wegen des Wunschs nach einer Behandlung mit LDN besorgt. 36 Monate nach dem Besuch bei Dr. Bihari und der Einnahme von LDN ging es dem Patienten im Frühjahr 2002 recht gut. Ein CT hatte gezeigt, dass die Metastasen verschwunden waren.

Non-Hodgkin-Lymphom

Im Januar 1999 war bei einer 75 Jahre alten Frau ein Non-Hodgkin-Lymphom diagnostiziert worden. Sie hatte vergrößerte Lymphknoten im Nacken, in Brust und Unterleib sowie eine vergrößerte Milz. Auch die Knochen waren betroffen, aber der Onkologe wollte abwarten. Im Juli 1999 begann sie mit der Einnahme von LDN und im Januar 2000 zeigte sich im Brust-CT ein Rückgang aller Knoten um etwa 50 Prozent. Bis November war die Gesamttumormasse sogar um 80 Prozent zurückgegangen.

Prostatakrebs

1999 wurde bei einem 59-jährigen Mann Prostatakrebs festgestellt. Nachdem er vier Monate lang ausschließlich LDN eingenommen hatte, war sein PSA-Wert von 6,3 auf 3,4 gefallen. Nach sechs Monaten war der Tumor um 65 Prozent geschrumpft und der PSA-Wert blieb während der nächsten 16 Monate stabil. Er verstarb vermutlich an einem Gehirnschlag.

Pankreaskrebs

Eine 82-jährige Frau mit Pankreaskrebs wurde im April 1999 operiert, aber im August hatte sich ein neuer Tumor mit zwei Lebermetastasen gebildet. Sie begann im September 1999 mit der Einnahme von LDN und setzte das Zytostatikum ab, das sie vier Wochen lang eingenommen hatte. Nach vier Monaten waren der Primärtumor und die Metastasen verschwunden. Die Patientin verstarb allerdings zwei Monate später an einem Herzinfarkt.

Brustkrebs

1998 war bei einer etwa 40 Jahre alten Frau Brustkrebs mit einem komplizierten Verlauf und eine Hüftmetastase diagnostiziert worden. Als sie Dr. Bihari erstmals im Juni 2000 aufsuchte, musste sie beim Gehen gestützt werden. Damals begann sie mit der Einnahme von LDN und konnte im Oktober bereits wieder arbeiten und Tennis spielen. Die Metastase war um 40 Prozent zurückgegangen. Im Dezember 2001 nahm sie an einer Studie zur Chemotherapie teil und starb bereits am vierten Tag an Leberversagen.

Eierstockkrebs

Als eine 49 Jahre alte Frau Dr. Bihari Anfang September 2000 erstmals aufsuchte, hatte sie bereits einen fünf Jahre währenden Leidensweg hinter sich. Trotz mehrerer Chemotherapien und Operationen wuchs der Tumor immer weiter. Inzwischen war der Dickdarm betroffen. Sie hatte keinen festen Stuhl mehr und litt unter Erbrechen. Sie hatte 15 Pfund Gewicht verloren und sollte stationär behandelt werden. Nachdem sie zusätzlich zu einer niedrigen Dosis Taxol LDN einnahm, verschwanden die Stuhlprobleme nach zehn Tagen. Nach vier Wochen war der Tumormarker von 1.600 auf 87 gesunken und bis zur ersten Novemberwoche auf 42. Auch der Tumor war nicht mehr da und sie hatte 25 Pfund zugenommen. Sie fühlte sich wunderbar. Allerdings kehrte der Krebs im Oktober 2001 zurück und die Patientin starb vier Monate später an Metastasen.

Multiples Myelom

Bei einem 72-jährigen Mann war im Sommer 1998 ein Multiples Myelom (eine Krebserkrankung des Knochenmarks) festgestellt worden, nachdem er sich beim Golfspielen drei Wirbel gebrochen hatte. Der Krebs hatte verschiedene Knochen befallen und etwa 20 Prozent der Knochenmarkszellen waren krank. Seine Blutwerte (Paraproteine) waren hoch (12,6) und reagierten nicht auf eine Chemotherapie. Im Januar 1999 begann er mit der Einnahme von LDN, die er für Chemotherapien unterbrach. Seit Oktober 1999 nahm er nur noch LDN und es zeigte sich eine allmähliche Normalisierung aller Blutwerte. Der Paraprotein-Wert fiel auf 1,4. Die Knochen heilten nach und nach und es gab keine Anzeichen eines Myeloms mehr. Der Patient lehnte eine hoch dosierte Chemotherapie und eine Stammzelltransplantation ab, nahm stattdessen weiter regelmäßig LDN und konnte bald wieder Tennis spielen. (Stand 2003)

Nicht-kleinzelliges Lungenkarzinom

Im Juni 2000 besuchte der Mittfünfziger, ein starker Raucher, erstmals Dr. Bihari, nachdem bei ihm Lungenkrebs diagnostiziert worden war. Das Röntgenbild zeigte zahlreiche Schatten auf seiner Brust und am rechten Genick hatte er einen 3 × 4 × 2 Zentimeter großen Tumor. Mitte Juni 2000 begann er mit der Einnahme von LDN und im November berichtete er von einer Energie- und Appetitzunahme. Er hatte 15 Pfund zugenommen und arbeitete wieder in Vollzeit. Der Tumor im Nacken war um die Hälfte und die Tumoren der Lunge waren um 20 Prozent geschrumpft.

Hodgkin-Lymphom (Lymphogranulomatose, bösartiger Tumor des Lymphsystems)

1991 konnte einer 36 Jahre alten Frau mit Hodgkin-Lymphom zunächst mittels Antibiotika und Chemotherapie geholfen werden. Als der Krebs aber zurückkehrte, lehnte sie eine weitere Chemotherapie ab. Während der nächsten vier Jahre entwickelte sie mehrere äußere und innere Tumoren und sie hatte Fieber. Im Juni 1997 begann sie mit der Einnahme von LDN ohne weitere Begleittherapie. Im Oktober war das Fieber verschwunden und die zuvor verdickten Lymphknoten waren wieder auf ihre normale Größe geschrumpft. Bis auf einen leichten Gedächtnisverlust aufgrund einer mit der Krankheit einhergegangenen Toxoplasmose ging es ihr danach gut. Auch bis zur letzten Befragung im Oktober 2003 war kein Rückfall eingetreten.

LDN bei Fibromyalgie und Bindegewebserkrankungen

Von einer Fibromyalgie sind vorwiegend 20 bis 55 Jahre alte Menschen betroffen. Davon sind etwa 90 Prozent Frauen. Die Krankheit bricht meist im Alter zwischen Ende 20 und Mitte 30 aus und entwickelt sich über mehrere Jahre schleichend in Schüben Man geht davon aus, dass bis zu vier Prozent der Bevölkerung an Fibromyalgie leiden.

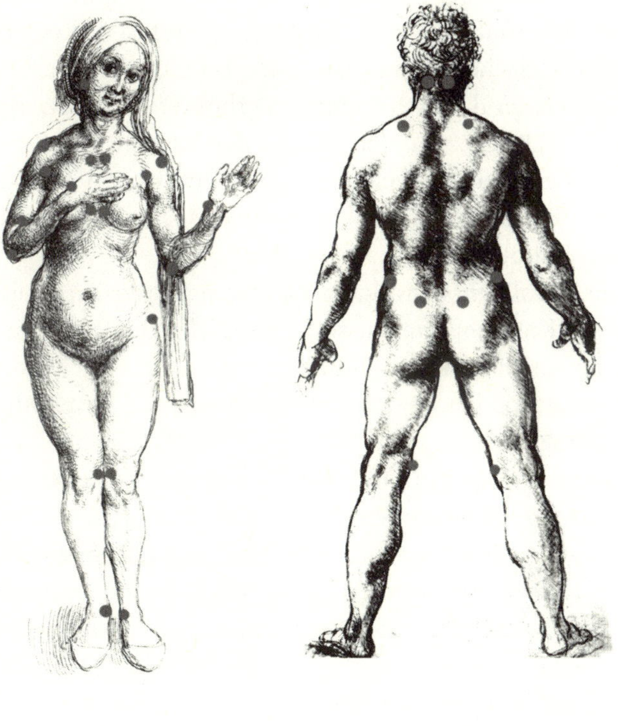

Schmerzhafte Druckpunkte bei Fibromyalgie mit Albrecht Dürers Badefrau von 1493 und Leonardo da Vincis männlichem Akt von 1503 (Quelle: Wikipedia, public domain)

Diese chronische, nicht entzündliche Krankheit des Bewegungsapparates ist mit Schmerzen verbunden. Sie treten vorwiegend an bestimmten Druckpunkten von Muskeln, Bindegewebe und Knochen auf. Hinzu kommen etliche weitere Symptome wie Schlaflosigkeit, Depressionen, Angst, chronische Müdigkeit, Morgensteifigkeit, Gedächtnis- und Konzentrationsstörungen, Taubheitsgefühl in den Extremitäten, Schwindel oder Koordinationsprobleme, vegetative Beschwerden usw. Diese Symptomvielfalt und die Tatsache, dass das Krankheitsbild noch wenig erforscht ist, erschweren eine Diagnose.

Unter anderem werden genetische, neurophysiologische, hormonelle und psychische Auslöser vermutet. Wahrscheinlich liegt die Ursache in einer gestörten Schmerzverarbeitung des ZNS und einer dadurch bedingten erhöhten Schmerzempfindlichkeit. Dabei könnte der Mangel des Botenstoffes Serotonin eine Rolle spielen. Aber auch ein Einfluss von Substanz P oder des Hormons Somatotropin auf das Krankheitsgeschehen werden diskutiert.

Die Krankheit selbst kann nicht geheilt werden, wohl aber ist eine Kombinationstherapie möglich. Besonders wichtig ist eine angemessene Schmerztherapie. Zusätzlich kommen Verhaltenstherapie, Sport, Krankengymnastik, Psychotherapie usw. infrage.

Aufgrund von Einzelberichten über eine Verbesserung von Fibromyalgie-Symptomen durch LDN wurde 2007 am Stanford Systems Neuroscience and Pain Lab (siehe *http://snapl.stanford.edu/*) von Younger und Mackey eine doppelblind-placebokontrollierte Studie begonnen, aber bislang nicht abgeschlossen. Die Forscher gehen davon aus, dass LDN die Rezeptoren der für Fibromyalgie verantwortlichen Gliazellen blockiert (= Stützgewebe des Nervensystems) und dadurch die Konzentration der bei Fibromyalgie-Patienten erhöhten entzündungsfördernden Zytokine senkt. Da LDN schon seit vielen Jahren erfolgreich zur Behandlung von Fibromyalgie eingesetzt wird, wird diese klinische Studie von der Amerikanischen Fibromyalgie-Syndrom-Gesellschaft (AFSA) gefördert.

Bihari hat bei zehn seiner Patienten mit Rheumatoider Arthritis gute Erfahrungen mit LDN gemacht (vgl. Moore und Wilkinson 2009). Gelenkschmerzen und Schwellungen gingen zurück. Zwei dieser Patienten berichteten von einer Verschlechterung, nachdem sie LDN mehrere Wochen lang abgesetzt hatten.

Ferner beobachtete Bihari eine positive Wirkung von LDN bei Morbus Bechterew, Systemischem Lupus erythematodes, Psoriasis und Ekzemen (vgl. Moore und Wilkinson 2009).

Erfahrungsberichte

Auch für die erfolgreiche Behandlung von Fibromyalgie, Morbus Bechterew und CFS gibt es einige interessante Fallberichte, von denen hier drei ausführliche folgen.

LDN bei Morbus Bechterew und Fibromyalgie

Im Alter von zehn Jahren entwickelte ich Spondylitis ankylosans (Morbus Bechterew) und als Erwachsene Fibromyalgie. Seit dem 1. Mai 2007 nehme ich LDN, auch während der Schwangerschaft im Jahr 2008. Ich bin jetzt Mitte 20, stille meine Tochter und würde unter keinen Umständen LDN absetzen.

Mein Morbus Bechterew kann als moderat bis schwer eingestuft werden. Fast alle Gelenke sind betroffen, einschließlich Kiefer, Finger und Zehen. In dem Jahr, bevor ich mit der Einnahme von LDN begann, benutzte ich zu 40 Prozent einen Stock und gelegentlich einen Rollstuhl. Ein Spaziergang war unmöglich und ich musste sogar die Schule verlassen, weil ich nicht mehr schreiben oder zeichnen konnte.

Mein Arzt sagte mir, dass Fibromyalgie eine Zweitdiagnose sei und sich wahrscheinlich aufgrund des Morbus Bechterew entwickelt hätte. Ich versuchte es mit Remicade (Inflimax = TNF-α-Blocker), Prednison (Kortisonabkömmling; Glukocorticoid), Methotrexat (Antirheumatikum; Zytostatikum), vielen nichtsteroidalen Antirheumatika (NSAR) und mit den Opioiden Vicodin und Tramadol sowie verschiedenen anderen. Als mein Arzt sagte, der nächste Schritt sei Enbrel (ein Biologikum = TNF-α-Blocker), beschloss ich, es stattdessen mit LDN zu versuchen. Das tat ich vor allem deswegen, weil ich mir keine Injektionen verabreichen wollte und schon die Behandlung mit Remicade fehlgeschlagen war.

Eine Freundin unserer Familie hatte uns schon vor langer Zeit von LDN erzählt, das bei ihrem an Morbus Parkinson leidenden Vater geholfen hatte. Nach einwöchiger Einnahme von 3 mg Naltrexon stellte meine Familie fest, dass ich viel leichter ging. Aber nach zwei Wochen war ich absolut begeistert, weil meine Schmerzen drastisch zurückgegangen waren und ich sogar laufen konnte und Regen vertrug. Beides war zuvor unmöglich gewesen.

Im zweiten Monat erhöhte ich auf 4,5 mg LDN über und konnte damit nach einem Monat einen Höhepunkt der Verbesserung erzielen. Ich würde meine täglichen Schmerzen vor der Einnahme von LDN auf einer Skala mit 7 bis 9 bewerten und danach mit 2 bis 4. Wenn ich mich überanstrenge, erhole ich mich schneller als früher. Ich brauche dann beispielsweise nur sechs Stunden lang einen Stock, statt zwei Wochen lang Krücken.

Ich führe ein fast normales Leben und 95 Prozent der Zeit merkt mir niemand meine Krankheit an. Ich kann jetzt ohne Rollstuhl in den Supermarkt gehen und brauche nur selten einen Behindertenparkplatz. Gelegentlich gehe ich sogar mit meinem Mann tanzen. Ich habe elf Monate lang gearbeitet, bevor jemand erfuhr, dass ich Morbus Bechterew habe. Als ich eines Tages mit dem Krückstock in die Firma kam, fragte mich jeder, ob ich einen Autounfall gehabt hätte. Früher brauchte ich den Stock sogar zwei Tage lang, nachdem ich einkaufen gegangen war oder immer wenn es regnete. Ich kann heute in der Bank oder bei der Post problemlos in einer Schlange anstehen. Das ist ein riesiger Fortschritt.

Und noch etwas ist bemerkenswert: Ich habe LDN während der kompletten Schwangerschaft eingenommen und meine Tochter ist erfreulich gesund und intelligent. Möglicherweise hat ihr LDN sogar geholfen, denn ich hatte vorher drei Fehlgeburten. Diese Schwangerschaft verlief aber problemlos. Jetzt ist meine Tochter zehn Monate alt, ich stille sie und nehme nach wie vor LDN. (Quelle: LDN Research Trust 2009, Erfahrungsbericht Nr. 11, S. 34–35, B. B. aus New Mexico; leicht gekürzt und sprachlich modifiziert)

LDN bei Fibromyalgie

Im Herbst 1995 wurde bei mir die Diagnose Fibromyalgie gestellt. Als ich eines Morgens aufwachte, konnte ich mich vor Schmerzen nicht bewegen. Ich war froh, dass sich mein Arzt mit Fibromyalgie auskannte und die korrekte Diagnose stellte. Leider hatten alle von ihm verordneten Arzneimittel starke Nebenwirkungen oder halfen überhaupt nicht.

Etwa ein Jahr, nachdem bei mir Fibromyalgie festgestellt worden war, wurde ein Restless Legs Syndrom (Syndrom der ruhelosen Beine, eine neurologische Erkrankung) diagnostiziert. Ich begann mit der Einnahme von Mirapex (Dopamin-Agonist), was ein wenig half. Außerdem wurde in einem Schlaflabor festgestellt, dass ich unter periodischen Beinbewegungen litt (Periodic Limb Movement Disorder, PLMD; eine neurologische Störung mit unregelmäßigen, unwillkürlichen Arm- und Beinbewegungen). Die ständigen Schmerzen überall, das Taubheitsgefühl in Händen und Füßen, die Muskelzuckungen und die völlige Erschöpfung durch die Fibromyalgie machten es mir fast unmöglich, irgendetwas zu tun. Deshalb beantragte ich 1997 den Behindertenstatus. Der Antrag wurde abgelehnt, ich widersprach und er wurde wieder abgelehnt. Erst nachdem ein Richter eine psychiatrische Untersuchung angeordnet hatte, wurde meine Behinderung anerkannt.

Im Jahr 2000 hatte ich weitere 50 Kilo zugenommen und wog nun mehr als 150 Kilogramm. Mittels eines Magenbypasses verlor ich wieder 100 Pfund, aber das half nicht gegen die Fibromyalgie-Schmerzen. Ich musste mich verschiedenen Operationen unterziehen (Spinalstenose, Mandel-OP, Endometriose, Eierstockzyste).

Mein Arzt probierte alle neuen Arzneimittel gegen Fibromyalgie an mir aus. Aber die Nebenwirkungen überwogen stets den Nutzen. Wegen Magenverstimmungen und anderer Probleme musste ich ständig die Schmerzbehandlung ändern. Irgendwie ging es, hauptsächlich mit Tylenol (Paracetamol). Leider nahm es dem Schmerz immer nur die Spitze. Ich denke auch, dass ich eine vielfache Chemikalienunverträglichkeit hatte, was mein Arzt jedoch nicht bestätigte. Da ich nicht sehr aktiv sein konnte, nahm ich wieder stark zu. Obwohl sich mein Gesundheitszustand zunehmend verschlechterte, gab ich nicht auf.

2007 starb ich fast an einer beidseitigen Lungenentzündung. Das erschreckte mich derart, dass ich beschloss, etwas mehr für meine Gesundheit zu tun. Ich informierte mich über neue Fortschritte bei Fibromyalgie und eine gesunde Lebensweise. Ich probierte Phytonährstoffe und die Atkins-Diät aus und verzichtete auf Gluten und Zucker. Ich verlor Gewicht und fühlte mich etwas besser, da die Schmerzen ein wenig nachließen, und ich schien wieder etwas mehr Energie zu haben.

Unglücklicherweise verschlimmerte sich zu dieser Zeit meine Wirbelsäule und ich hatte zwei Bandscheibenvorfälle. Die Schmerzen waren derart stark, dass ich auf Tramadol (ein Opioid) gesetzt wurde, auf das ich allergisch reagierte. Ich schlief mehr als 18 Stunden am Tag und bekam nichts um mich herum mit. Dann schwollen meine Augen und das Gesicht an. Ich versuchte einen Entzug, aber glaubte, dabei zu sterben. Zu diesem Zeitpunkt stieß ich auf LDN.

Als ich erfuhr, dass die Universität von Stanford eine Studie mit LDN bei Fibromyalgie durchführt, sprach ich meinen Arzt darauf an. Da er noch nie etwas von Naltrexon gehört hatte, willigte er ein, sich zu informieren. Vorher sollte ich aber meine Wirbelsäulenoperation durchführen lassen.

Am 4. Dezember 2008 hatte ich meine Operation und konnte wieder gehen. Mitte Januar 2009 willigte mein Arzt ein, mir LDN zu verordnen. Er sagte, er habe nichts darüber gefunden, das mir schaden könne. So begann ich am 21. Januar 2009 mit einer Dosis von 4,5 mg LDN vor dem Zubettgehen. Ich war zuversichtlich, dass ich diesmal etwas gefunden hatte, das mir helfen würde, obwohl ich in der Vergangenheit schon so oft enttäuscht worden war.

In der ersten Nacht ging es mir gut. Keine Träume wie schon seit Langem. Ich wachte mehrmals auf, was für meine Fibromyalgie nicht ungewöhnlich ist. Aber ich schlief gleich wieder ein. Als ich am nächsten Morgen aufstand, spürte ich keine Veränderung.

In der zweiten Nacht wachte ich wieder mehrmals auf. Aber diesmal dauerte es jedes Mal etwa eine Stunde, bis ich wieder einschlief. Ich hatte starke Schmerzen an meinen Druckpunkten. Ich massierte sie, bis es besser wurde, und schlief dann wieder ein. Wieder spürte ich keine Veränderung während des nächsten Tages.

In der dritten Nacht wachte ich um etwa drei Uhr nass geschwitzt auf und warf die Bettdecke weg. Nach einer Viertelstunde begann ich zu frieren und deckte mich wieder zu. Ich schlief wieder ein. Ich war mir nicht sicher, ob es eine Hitzewallung war oder vom LDN kam. Nachmittags bemerkte ich, dass ich an diesem Tag offenbar mehr Energie hatte.

Am vierten Tag wachte ich wieder um drei Uhr nachts schwitzend auf, aber es war nicht so schlimm wie in der Nacht zuvor. Als ich morgens aufstand, war ich nicht so steif wie sonst. Auch stellte ich fest, dass ich zwar noch Schmerzen, vor allem an den Druckpunkten hatte, diese aber ebenfalls nicht mehr so stark waren.

Am fünften bis siebten Tag fühlte ich mich tagsüber nicht allzu schlecht, aber abends war ich völlig ausgelaugt und schlief nachts elf bis zwölf Stunden. Ich wachte nicht, wie so oft, vor Schmerzen auf, aber ich träumte. Ich erinnerte mich jedoch nicht daran, was ich träumte.

Ungefähr am zehnten Tag stellte ich fest, dass meine Morgensteifigkeit nicht mehr so schlimm war wie früher. Und ich hatte ganz sicher mehr Energie und weniger Schmerzen. Ich hätte nie so schnell eine Veränderung erwartet.

Am 18. Tag wachte ich zwischen zwei und drei Uhr nachts auf und stellte fest, dass ich geträumt hatte. Diesmal erinnerte ich mich auch tatsächlich an den Traum. Ich blieb noch ein paar Stunden wach liegen und schlief dann wieder ein. Als ich wieder aufwachte, fühlte ich mich so gut, dass ich mich übernahm. Ich räumte das Wohnzimmer auf und saugte den Flur, was ich schon ewig nicht mehr tun konnte. Natürlich hatte ich anschließend starke Schmerzen und war erschöpft. Das hielt während der Nacht an und ich wachte jedes Mal auf, wenn ich mich umdrehte. Am nächsten Morgen fühlte ich mich jedoch gut. Wenn ich das früher versucht hätte, hätte ich anschließend mehrere Tage im Bett verbringen müssen.

Ich konnte nicht glauben, wie sehr sich mein Leben innerhalb eines Monats verändert hatte. Ich hatte so viel mehr Energie und fühlte mich so viel besser. Ich hatte immer noch etwas Schmerzen, konnte aber die Schmerzmittel reduzieren. Ich nahm sie nur noch bei Bedarf und nicht mehr rund um die Uhr. Es gab immer noch Tage, an denen ich mich erschöpft und schrecklich fühlte und einige Nächte, in denen ich kaum zu schlafen glaubte. Dann gab es aber wieder andere Tage, an denen ich mich fühlte, als hätte ich den besten Schlaf meines Lebens gehabt. An manchen Tagen glaubte ich, LDN würde nicht wirken und an anderen Tagen war ich so aufgeregt, weil es sich tatsächlich so anfühlte, wie es war. Ich konnte aufstehen, ohne mich an der Wand abzustützen, und meine Morgensteifigkeit und die Schmerzen hatten um mindestens 50 Prozent nachgelassen.

Ich hatte nicht erwartet, dass sich auch meine ruhelosen Beine verbessern würden. Ich hatte gewöhnlich nachmittags zwischen 15 und 16 Uhr 1 mg Mirapex eingenommen und noch einmal vor dem Schlafengehen. Nach und nach konnte ich es nachmittags ganz weglassen und die Abenddosis auf 0,5 mg reduzieren.

Außerdem schien mein Kopf klarer zu werden. Ich hatte weniger Fibrofog als früher (Symptomkomplex bei Fibromyalgie, der Verwirrtheit, Benommenheit, Verlust des Kurzzeitgedächtnisses, Konzentrationsschwäche und Sprachprobleme umfasst). Ich war so fit, dass ich bei der Hausarbeit sogar vergaß, Pausen zu machen.

Ich nehme nun seit fast sechs Monaten LDN ein. Meine Schmerzen gingen von einem Ausgangswert von 5 bis 7 auf 2 bis 4 zurück. Ich muss mich immer noch mäßigen, aber ich habe sehr viel mehr Energie als früher. In den letzten zwei Monaten musste ich meine Gehhilfe kein einziges Mal mehr benutzen. Ich schlafe nachts acht Stunden lang durch und benötige kaum noch Schmerzmittel. Meine Leber-, Nieren- und Schilddrüsenwerte sind normal. Ich würde sagen, dass sich mein Wohlbefinden um 70 bis 80 Prozent verbessert hat. Deshalb bin ich der Meinung, dass jeder mit Fibromyalgie LDN ausprobieren sollte. Man hat nichts zu verlieren. (Quelle: LDN Research Trust 2009, Erfahrungsbericht Nr. 50, S. 89–92, J. H. aus den USA; leicht gekürzt und sprachlich modifiziert)

LDN bei Chronischem Müdigkeitssyndrom (CFS)

Ich begann etwa vor sechs Monaten mit der Einnahme von LDN, nachdem ich schon gute Fortschritte mit Nahrungsergänzungen gemacht hatte, hauptsächlich hoch dosierten Omega-3-Fettsäuren, die meine Schmerzen verringert hatten. (Zum Thema Omega-3-Fettsäuren vgl. ausführlich Pies 2010.) Trotz der Fortschritte hatte ich Rückfälle mit furchtbarer geistiger und körperlicher Müdigkeit, Muskelspasmen, Zuckungen und Schmerzen in den Lymphgefäßen. Das alles hatte zur Folge, dass ich kaum etwas erledigen und mich nicht einmal alleine um die Kinder kümmern konnte.

Ich begann mit 1 ml LDN täglich und erhöhte während der letzten zwei Monate auf 3,5 ml. Ich nehme es langsam ein, weil ich eine ungewohnte Reaktion hatte, als ich von 2 ml auf 3 ml erhöhte: Mein Kopf fühlte sich an, als ginge alles um mich herum langsam.

Die große Frage ist natürlich, ob es geholfen hat: Ja! Zuerst verschwanden ein paar Tage nach der ersten Einnahme von LDN die Muskelspasmen und die Zuckungen. Im Lauf der nächsten Monate stellte ich eine Energiezunahme und eine Verbesserung meines Gedächtnisses fest. Ich kann jetzt mehr als drei Kilometer am Stück gehen und hatte keine größeren Zusammenbrüche mehr seit ich 3 ml LDN nehme. Ich hoffe, in Zukunft auf 4,5 ml erhöhen zu können.

Genau vor einem Jahr war ich sehr krank. Ich verlor Gewicht, hatte jeden Tag erhebliche Schmerzen und war energielos. LDN hat mir und meiner Familie wieder Hoffnung gegeben und ich würde sehr gerne das Bewusstsein für LDN schärfen, soweit es mir möglich ist. (Quelle: LDN Research Trust 2009, Erfahrungsbericht vom Februar 2009, Nr. 35, S. 67–68, H. O., leicht gekürzt und sprachlich modifiziert. Die Patientin schreibt zwar Milliliter, meint aber vermutlich Milligramm oder bezieht sich auf eine LDN-Lösung.)

Neben- und Wechselwirkungen von LDN

Die für den Drogenentzug wirksame und von der US-amerikanischen Zulassungsbehörde FDA zugelassene Tagesdosis beträgt 50 mg Naltrexon und mehr, was sich mit etwa 2 ng/ml im Blutspiegel messen lässt. Es sei daher noch einmal daran erinnert, dass hier nur von niedrig dosiertem Naltrexon (LDN) die Rede ist. Seine therapeutische Breite liegt zwischen 1,5 und 4,5 mg. Weniger ist unwirksam und höhere Dosierungen könnten die Opioidrezeptoren zu lange blockieren. Aus den Studien mit Naltrexon ist bekannt, dass die Einnahme von sogar 50 bis 300 mg pro Tag sicher ist. Die einzige in Zusammenhang mit LDN immer wieder beschriebene unerwünschte Wirkung scheinen Schlafstörungen während der ersten Tage der Einnahme zu sein. LDN wird hauptsächlich in Stärken von 3 bis 4,5 mg, manchmal auch bis zu 1,5 mg, eingenommen.

Auch in der Schwangerschaft scheint niedrig dosiertes Naltrexon (LDN) sicher zu sein. Möglicherweise wird sogar das Risiko für Fehlgeburten verringert. Bei Schwangeren und während der Stillphase werden aufgrund langjähriger Erfahrungen sogar 100 mg Naltrexon als sicher bewertet. Dann sind bei 3 bis 4,5 mg erst recht keine unerwünschten Wirkungen zu erwarten. Außerdem wurde festgestellt, dass Kinder von mit LDN behandelten Schwangeren gesünder sind als Kinder anderer (drogenabhängiger) Mütter (siehe Dr. Boyle (Golway) laut *www.ldninfo.org*).

Auch Wechselwirkungen sind für LDN nicht bekannt. Nur mit Narkotika oder narkotikahaltigen Arzneimitteln darf LDN nicht eingenommen werden. Die Wirkungen würden sich gegenseitig aufheben. Ansonsten wird immer wieder beschrieben, dass sich durch LDN die Dosierung anderer Arzneimittel reduzieren lässt oder dass sie sogar ganz abgesetzt werden können.

Bei Multipler Sklerose soll die kombinierte Einnahme von LDN und einer Standardtherapie kein Problem darstellen. Allerdings könnten bei Multipler Sklerose verordnete Immunsuppressiva der immunstimulierenden Wirkung von LDN entgegenwirken.

Bei Patienten mit Hashimoto Thyroiditis, die wegen einer Unterfunktion (Hypothyreose) Schilddrüsenhormone (Thyroidhormone) einnehmen, ist Vorsicht geboten. Da LDN die Autoimmunerkrankung unmittelbar verbessern kann, muss die Hormonmedikation gegebenenfalls reduziert werden, um eine Überfunktion (Hyperthyreose) zu vermeiden. Man sollte hier mit der Einnahme von 1,5 mg LDN beginnen.

Bei der Einnahme von Immunsuppressiva nach Organtransplantation darf kein LDN eingenommen werden, weil es deren Wirkung beeinträchtigen könnte.

Die hoch dosierte Naltrexongabe von 300 mg kann zu Lebererkrankungen führen. Bei 50 mg und folglich auch bei 3 bis 4,5 mg besteht diese Gefahr offenbar nicht.

Bitte beachten Sie, wie bei anderen Arzneimitteln auch, bei Naltrexon auf jeden Fall die Angaben der Hersteller im Beipackzettel.

Dosierung von LDN

Wie für kein Arzneimittel, so gibt es auch für LDN keine Standarddosierung. Die optimale Dosis muss man selbst herausfinden. Allerdings geht aus den zahlreichen Studien und Erfahrungsberichten hervor, dass normalgewichtige Erwachsene meist 4,5 mg Naltrexon vor dem Schlafengehen (zwischen 21:00 und 3:00 Uhr) einnehmen. Oft wird mit 3 mg begonnen und über mehrere Wochen auf 4,5 mg erhöht. Bei Schlafstörungen (sie treten bei weniger als zwei Prozent der Patienten auf) oder bei MS-Patienten mit Muskelspasmen wird eine Reduzierung der Dosis auf 3 mg empfohlen (siehe *www.ldninfo.org*).

LDN blockiert die Opioidrezeptoren für drei bis vier Stunden. Nimmt man gleichzeitig Opioidagonisten wie Narkotika ein, wird deren Wirkung gehemmt. Bevor man eine LDN-Therapie beginnt, muss deshalb das Narkotikum gegen ein nicht narkotisches Schmerzmittel ausschleichend über zehn bis vierzehn Tage ausgetauscht werden.

Bezugsquellen für LDN

In den USA ist es üblich, dass das verschreibungspflichtige Medikament Naltrexon als 50 mg-Zubereitung ärztlich verordnet und von Apothekern (Compounding Pharmacies) in 4,5 mg Dosen portioniert wird. Andere Apotheken kaufen das rohe Pulver ein und stellen damit die erforderlichen Dosen her.

In Europa ist es nicht ganz so einfach, LDN zu bekommen. Unter dem Link *http://goodshape.net/HomemadeLDN.html* gibt es Informationen dazu, wie sich viele Nutzer ihr LDN kostengünstig selbst herstellen. Am besten geht man dabei von einem Fertigarzneimittel aus, das zur Behandlung von Drogen- und Alkoholabhängigkeit verschrieben werden kann. Eine 50 mg-Tablette reicht aus zur Herstellung von 11 bis 16 Dosen LDN von 3 bis 4,5 mg. Wie aber bekommt man nun Naltrexontabletten? Eine Möglichkeit besteht darin, sich das Arzneimittel zum Off-Label-Gebrauch verschreiben zu lassen, also für eine andere als die zugelassenen Indikationen. Das ist jederzeit möglich, wenn sich der Arzt von dem Nutzen einer LDN-Behandlung überzeugen lässt. Auch wenn man das Arzneimittel dann selbst bezahlen muss, ist man mit einer Packung für um die 130 Euro gut bedient. Der Inhalt mit 50 Tabletten zu je 50 mg reicht für nämlich immerhin 1,5 Jahre.

Die einfachste Art der Herstellung niedriger Dosen Naltrexon (LDN) ist laut *http://goodshape.net/HomemadeLDN.html* folgendes Verfahren: Man füllt ein Fläschchen mit 50 ml destilliertem Wasser und gibt eine 50 mg-Tablette Naltrexon dazu. Dann wartet man, bis sich die Tablette aufgelöst hat und schüttelt die Lösung ein wenig. Sie enthält nun 1 mg Naltrexon pro Milliliter. Will man also 4,5 mg Naltrexon einnehmen, benötigt man dazu 4,5 ml, die man beispielsweise mit einer Spritze entnehmen kann. Die so angesetzte Menge reicht dann für elf Anwendungen.

Auf der genannten Internetseite findet man weitere Herstellmethoden, die jedoch weniger geeignet erscheinen und hier nicht weiter ausgeführt werden.

Ergänzend sollte man bedenken, dass Naltrexontabletten natürlich nicht aus reinem Wirkstoff bestehen. Wie andere Tabletten auch enthalten sie Hilfsstoffe. Wiegt eine Tablette, die 50 mg Naltrexon enthält, beispielsweise insgesamt 310 mg, dann benötigt man für eine 3 mg-Dosis Naltrexon 19 mg der pulverisierten Tablette. Bei 4,5 mg sind es 28 mg Pulver. Um das komplizierte Abwiegen zu vermeiden, sollte man besser die oben beschriebene Methode des Auflösens in Flüssigkeit verwenden.

Eine andere Möglichkeit besteht darin, sich Naltrexon aus dem Ausland zu besorgen. Viele tun dies beispielsweise im Internet über sogenannte Mexican Drug Stores. Die Kosten belaufen sich auf etwa 110 US-Dollar für einen ganzen Jahresbedarf.

Eine andere Möglichkeit, LDN zu beziehen, ist der Weg über die e-med Private Medical Services Ltd. in England (*www.e-med.co.uk/ldn.php*). Dazu muss man sich einmalig für eine Jahresgebühr von 20 Britischen Pfund als Mitglied anmelden. Dies erfolgt in drei Schritten. Zunächst werden die persönlichen Daten, dann die medizinischen Details und schließlich die Zahlungsdetails abgefragt. Der Antragsteller erhält dann innerhalb weniger Stunden eine Mitgliedsbestätigung und ein Kennwort. Als Nächstes muss ein Antrag auf Verschreibung von Naltrexon gestellt werden, in dem nähere Angaben zum Krankheitsbild abgefragt werden. Diese werden von einem Arzt geprüft und es wird ebenfalls wieder kurzfristig geantwortet.

Bevor erstmals eine Verordnung von Naltrexon durch e-med erfolgt, muss vom behandelnden Arzt jedoch noch eine Bescheinigung über die Diagnose Multiple Sklerose vorgelegt werden. Daraufhin entscheidet ein Arzt von e-med über die

Verschreibung von Naltrexon und das Rezept wird gegebenenfalls entweder dem Antragsteller oder einer von ihm genannten Apotheke zugeschickt. Dabei ist zu beachten, dass sich nicht alle Apotheken an einem solchen System beteiligen. Das sollte daher vorab mit der Apotheke geklärt werden.

Für eine Verordnung – normalerweise für einen Dreimonatsbedarf – berechnet e-med 15 Britische Pfund. Die Preise für das Arzneimittel variieren von Anbieter zu Anbieter sehr stark. Manche Patienten lassen sich Naltrexon von der Dicksons Pharmacy im schottischen Glasgow liefern, die dann auch das Rezept von e-med bekommt.

Üblicherweise wird LDN von e-med für Multiple Sklerose verordnet. Wird es für andere Erkrankungen benötigt, ist ein zusätzlicher Fragebogen auszufüllen.

Die Anschrift von e-med lautet:

e-med Private Medical Services Ltd.
15 Cedar Drive
Pinner
MIDDX
HA5 4BY
Company Number: 4361052

Die Postanschrift lautet:

42 Devereux Road
London
SW11 6JS

Die Zentrale sitzt in Frankreich:

870 Rue De La Mare Herbert
Beuzeville
France

Im deutschsprachigen Raum wird Naltrexon von folgenden Unternehmen vertrieben:[4]

Name des Arzneimittels	Land	Name des Vertreibers
Dependex	Österreich	Amomed Pharma
Ethylex	Österreich	Orpha-Devel
Naltrexin	Österreich, Schweiz	Orpha-Devel
Nemexin	Deutschland, Österreich	Torrex Pharma
Revia	Österreich	Bristol-Myers-Squibb
Naltrexon HCL	Deutschland	Desitin
Naltrexon Hexal	Österreich	Hexal Pharma
Nalorex	Deutschland	Kohlpharma

Wie schon erwähnt, enthalten die Tabletten auch Füllstoffe. Das kann beispielsweise Laktose sein. Deshalb sollten Sie sich vorab, wie bei allen anderen Heil- und Arzneimitteln vergewissern, ob sie die Zusatzstoffe vertragen oder möglicherweise sogar allergisch dagegen sind.

Auch ist darauf zu achten, dass es sich nicht um sogenannte „slow-release“-Darreichungsformen handelt, also Tabletten, die den Wirkstoff verzögert freisetzen.

[4] Die Liste erhebt keinen Anspruch auf Vollständigkeit. Auch wenn Markennamen hier ohne ® geschrieben werden, können sie geschützt sein.

Häufig gestellte Fragen

Nachfolgend werden einige häufig gestellte Fragen kurz beantwortet.

Ist Naltrexon ein Rauschgift?

Nein, Naltrexon ist kein Rauschgift, sondern ein sogenannter Opioidantagonist, also genau das Gegenteil. Naltrexon ist ein Gegenspieler von Opioiden und wurde in hoher Dosierung (50 mg und mehr) speziell zur Unterstützung des Drogen- und Alkoholentzugs entwickelt. Eher zufällig fanden Ärzte und Wissenschaftler heraus, dass Naltrexon in niedriger Dosierung (3–4,5 mg) bei vielen Krankheiten hilft.

Macht LDN abhängig?

Nein, im Gegensatz zu Opioidnarkotika macht Naltrexon nicht süchtig. Im Gegenteil, es hilft beim Drogenentzug.

Wie wirkt LDN?

Im Gegensatz zum hoch dosierten Naltrexon (50 mg und mehr) blockiert niedrig dosiertes Naltrexon (3–4,5 mg) nur für wenige Stunden die Opioidrezeptoren. Dadurch kommt es anschließend zu einer überschießenden Reaktion, bei der vermehrt Endorphine, der Opioidwachstumsfaktor Met-Enkephalin und dessen Rezeptor gebildet werden. Dadurch wird das Immunsystem moduliert.

Ist eine Stimulierung des Immunsystems bei Autoimmunerkrankungen durch LDN nicht gefährlich?

Mitunter werden, zum Beispiel bei MS, Bedenken gegen eine Immunmodulation durch LDN geäußert. Solche Einwände sind aber rein theoretischer Natur. Tatsächlich sind keine Fälle bekannt, in denen sich eine Autoimmunerkrankung durch LDN verschlimmert hat. Es gibt hingegen Hunderte von positiven Erfahrungsberichten und viele Studien, die das Gegenteil belegen. Hier gilt also der alte Grundsatz: „Wer heilt, hat Recht." Ein Therapieversuch mit LDN ist also stets gerechtfertigt, da es keine nennenswerten Nebenwirkungen gibt.

Ist LDN frei verkäuflich?

Nein, Naltrexon ist ein verschreibungspflichtiges Arzneimittel. Somit fällt auch die niedrige Dosierung (LDN) unter das Arzneimittelgesetz und darf nur gegen ärztliche Verordnung abgegeben werden.

Wie teuer ist eine Behandlung mit LDN?

Die Kosten für eine Therapie mit LDN hängen unter anderem davon ab, über welchen Weg man es bezieht. Eine Packung mit 50 Tabletten zu je 50 mg Naltrexon kostet etwa 130 bis 150 Euro und reicht für 555 Tagesdosen zu je 4,5 mg. Somit betragen die Tagestherapiekosten in diesem Fall etwa 0,24 bis 0,27 Euro. Bezieht man LDN über e-med, können sie je nach Lieferant höher sein.

Sind die Aussagen zu LDN wissenschaftlich belegbar?

Wissenschaftler und Ärzte wie Dr. Ian Zagon und Dr. Bernard Bihari beschäftigen sich teilweise seit Jahrzehnten mit der Erforschung von LDN. Daher gibt es etliche klinische und experimentelle Studien zur Wirksamkeit und Sicherheit von LDN bei diversen Krankheiten. Die Aussagen zu LDN sind also wissenschaftlich abgesichert. Ergänzend dazu liegen unzählige Erfahrungsberichte vor, die die wissenschaftlichen Erkenntnisse praktisch untermauern. Weitere Studien sind in Vorbereitung und werden in den nächsten Jahren neue wichtige Erkenntnisse zum Einsatz von LDN bringen.

Glossar

Acetylcholin: wichtiger Botenstoff (Neurotransmitter) für die Übertragung von Nervenimpulsen

Adrenalin: Epinephrin, in der Nebennierenrinde gebildetes „Stresshormon"

Allergen: Substanz, die eine überschießende Immunreaktion auslöst

Alpha-Interferone (IFN-α): Gruppe von → Proteinen und → Glykoproteinen, die eine Rolle bei der Immunabwehr von Viren und Bakterien spielen

Alpha-Synuclein (α-Synuklein): reguliert im Gehirn u. a. die Ausschüttung von → Dopamin und ist an der Bildung von Ablagerungen im Gehirn von Parkinson-Patienten beteiligt

Analgesie: Schmerzstillung

Analgetikum: Schmerzmittel

Angiogenese: Neubildung von Kapillaren

Antibiotikum: Arzneimittel gegen Bakterien

Antigen: Substanz, gegen die das Immunsystem → Antikörper bildet

Antikörper: Immunglobuline, von weißen Blutkörperchen gebildete Eiweiße zur Bekämpfung von Antigenen

Antioxidanzien: Radikalfänger, bekämpfen → freie Radikale

Antiretroviral: gegen Retroviren (z. B. HIV) gerichtete Arzneimittel wirken antiretroviral

Apoptose: programmierter Zelltod

Astroglia: Astrozyten oder Sternzellen, übernehmen verschiedene Aufgaben im ZNS

Axon: Fortsatz einer Nervenzelle, über den die Nervenimpulse weitergeleitet werden

axonaler Transport: Stofftransport (z. B. Eiweiße) entlang eines Axons

basophiler Granulozyt: weißes Blutkörperchen mit Funktion bei der unspezifischen Immunabwehr

benigne: gutartig

Beta-Amyloid (A-beta): antimikrobiell wirksam, spielt aber bei krankhaften Ablagerungen (senile Plaques) im Gehirn von Menschen mit Alzheimer Erkrankung oder Down Syndrom eine Rolle

Beta-Endorphin: körpereigenes Opioid

Beta-Interferon (IFN-β): hat eine ähnliche Wirkung wie → Alpha-Interferon

Biologikum: Biopharmazeutikum oder Biopharmakon, biotechnologisch in gentechnisch veränderten Organismen hergestelltes Arzneimittel

B-Lymphozyten: weiße Blutkörperchen, die Antikörper bilden können und einen wichtigen Bestandteil des erworbenen Immunsystems darstellen

CD4-Protein: Oberflächenprotein auf Zellen, an das HI-Viren andocken und die betreffenden Zellen infizieren können

CD4-Prozent: CD4%, Verhältnis der CD4-Zellen zur Gesamtzahl der Lymphozyten

CD4-T-Helferzellen: CD4-Zellen, T-Lymphocyten des Immunsystems, die das CD4-Protein auf der Oberfläche tragen und dadurch vom HI-Virus infiziert und zerstört werden können

CD8-Protein: Oberflächenprotein auf zytotoxischen Immunzellen (→ zytotoxische T-Zellen)

Chemokine: Substanzen, die bestimmte Immunzellen (die Chemokinrezeptoren tragen) zum Entzündungsgeschehen locken

Cross-Over-Studie: nach einer gewissen Behandlungsdauer werden die Gruppen getauscht, d. h. eine Gruppe bekommt beispielsweise zuerst 14 Tage lang Medikament A und dann 14 Tage lang Medikament B, bei der zweiten Gruppe ist es genau umgekehrt

Dendritische Zellen: bieten anderen Immunzellen auf ihrer Oberfläche Antigene dar und aktivieren T-Zellen

Dopamin: ein → Neurotransmitter, dessen Mangel bei Morbus Parkinson und dem Syndrom der Ruhelosen Beine (Restless Legs Syndrom) eine besondere Rolle spielt

dopaminerg: Dopamin enthaltend oder auf Dopamin reagierend

Dynorphine: Gruppe körpereigener Opioide

endogen: im Inneren erzeugt, vom Körper selbst produziert

endokrin: Drüsen, die ihre Hormone nach innen ausschütten, sind endokrine Drüsen (im Gegensatz zu exokrinen Drüsen), z. B. Bauchspeicheldrüse und Schilddrüse

Endoplasmatisches Retikulum: ER, Membransystem in Zellen, das für die Bildung von Eiweißen, Neubildung von Kernmembranen und als Kalziumspeicher wichtig ist

Endorphine: „Glückshormone", Gruppe körpereigener Opioidpeptide, die in Hypophyse und Hypothalamus produziert werden und schmerzhemmend, beruhigend und angstlösend wirken

Enkephaline: zwei aus fünf Aminosäuren bestehende Opioidpeptide, die als körpereigene Schmerzmittel wirken

Entmyelinisierung: Zerstörung der → Myelinscheide der Nervenzellen, z. B. bei Multipler Sklerose

eosinophiler Granulozyt: weißes Blutkörperchen, das v. a. eine wichtige Rolle bei der Parasitenabwehr spielt

Epithelzellen: bilden das Deck- und Drüsengewebe, die Epithelien

Erythrozyten: rote Blutkörperchen, übernehmen den Sauerstofftransport im Blut

experimentelle autoimmmune Enzephalomyelitis: EAE, Tiermodell zur Erforschung von Multipler Sklerose

exzitatorisch: erregend, stimulierend

Exzitotoxizität: Zerstörung von Nervenzellen durch anhaltende Erregung

Exzitoxin: → Neurotransmitter, der in zu hoher Dosierung als Nervengift wirkt wie beispielsweise Glutamat

freie Radikale: Aggressive Atome oder Moleküle, denen ein Elektron fehlt, das sie sich „gewaltsam" von anderen Atomen oder Molekülen „stehlen" und dieses dadurch selbst zum freien Radikal machen

Gedächtniszellen: spezialisierte → B-Lymphozyten, die nach erneutem Kontakt mit einem ihnen schon bekannten Antigen eine kurzfristige Immunantwort auslösen und eine Infektion verhindern

Gliazellen: bilden unter anderem das Stütz- und Isoliergewebe – auch die Myelinscheiden – des Nervensystems und haben Abwehrfunktion

Glukokortikoide: in der Nebennierenrinde gebildete Hormone (Steroidhormone) wie beispielsweise Cortisol, die u. a. entzündungshemmend wirken

Glykoprotein: Eiweiß mit Zuckeranteil

Glutamat: Salz der Aminosäure Glutaminsäure und wichtigster erregender → Neurotransmitter des Zentralnervensystems

Glutamattransporter: transportieren Glutamat zurück in die Nerven- und deren Begleitzellen

Glutaminsäure: wichtige Aminosäure (Baustein von Eiweißen) und Ausgangsstoff für → Glutamat

Gluten: Klebereiweiß, Proteingemisch in Getreidesamen, das von manchen Menschen nicht vertragen wird (Zöliakie) und möglicherweise auch bei Autismus eine Rolle spielt

Glykopeptid: kleines Eiweiß mit Zuckeranteil

Glykoprotein: großes Eiweiß mit Zuckeranteil

HAART: Hochaktive antiretrovirale Therapie, HIV-Kombinations-Therapie mit mindestens drei verschiedenen antiretroviralen Medikamenten

Haupthistokompatibilitätskomplex: MHC-I-Komplex und MHC-II-Komplex, Proteingruppen auf fast allen kernhaltigen Zellen, die dazu dienen, den → T-Killerzellen → Antigene zu präsentieren und eigene gesunde Zellen vor der Zerstörung durch das Immunsystem zu schützen

Homöostase: physiologisches Gleichgewicht durch Selbstregulationsprozesse

humorale Immunantwort: passiv im Blut befindliche Bestandteile des Immunsystems (Antikörperproduktion der B-Lymphozyten)

Immunglobuline: von weißen Blutkörperchen als Reaktion auf → Antigene gebildete → Antikörper

Immunsuppressivum: Arzneimittel zur Unterdrückung des Immunsystems, um beispielsweise Abstoßungsreaktionen nach Transplantationen zu verhindern, oder zur Behandlung von Multipler Sklerose

Interferone: IFN, Gruppe von Boten- und Signalstoffen (→ Proteine und → Glykoproteine) des Immunsystems mit v. a. antiviralen und antitumoralen Eigenschaften

Interleukine: IL, körpereigene Botenstoffe des Immunsystems zur Vermittlung der Kommunikation zwischen Immunzellen

Karzinom: von → Epithelzellen ausgehende Krebserkrankung

kognitiv: geistig, das Denken (Wahrnehmung, Lernen, Erinnern) betreffend

koloniestimulierende Faktoren: CSF, körpereigene Stoffe, die die Bildung von Blutzellen anregen

Komplementsystem: Gruppe von mehr als 20 → Proteinen als Teil des unspezifischen → humoralen Immunsystems

Leukozyten: weiße Blutkörperchen, sie sind Teil des Immunsystems

Lewy-Körperchen: Charakteristische Proteinablagerungen in Nervenzellen des Gehirns von Parkinson-Patienten und Patienten mit Lewy-Körper-Demenz

Low Dose Naltrexon: LDN, niedrig dosiertes Naltrexon

Lymphokine: von den → Lymphozyten nach Kontakt mit einem → Antigen produzierte Botenstoffe aus der Gruppe der → Zytokine

Lymphozyten: zählen zu den → Leukozyten und umfassen → B-Zellen, → T-Zellen und → Natürliche Killerzellen

Makrophage: Riesenfresszelle, die zur Gruppe der → Leukozyten gehört

maligne: bösartig

Metastase: Tochtergeschwulst

Met-Enkephalin: Opioidwachstumsfaktor, → Enkephaline

Mikrogliazellen: → Makrophagen des zentralen Nervensystems als Teil des Immunsystems

Mitochondrium: von einer Doppelmembran umschlossenes Zellorganell mit eigener DNA, „Kraftwerk der Zelle"

monoklonale Antikörper: → Antikörper gegen ein und dasselbe Stück eines → Antigens; sie werden von → B-Lymphozyten gebildet, die auf ein und dieselbe Vorläuferzelle zurückgehen

Monozyten: Mononuklearzellen, Vorläufer der → Makrophagen

Morphin: Hauptalkaloid des Opiums, ein Opiat

Motoneuronen: motorische Neuronen, die Muskulatur innervierende Nervenzellen, die Bewegungen steuern

Myelin: Membran, die die → Axone der meisten Nervenzellen umhüllt und isoliert

Myelinscheide: Markscheide, aus → Myelin bestehende Hülle der → Axone

My-Rezeptor: eine Klasse von Andockstellen auf vielen Zellen, an die auch Naltrexon bindet

Natürliche Killerzelle: eine Sorte von → Lymphozyten, die Tumorzellen und virusinfizierte Zellen erkennen und vernichten

Neurodegeneration: Untergang von Nervenzellen, Nervengewebe

Neuroglia: Gesamtheit der → Gliazellen

Neuron: Nervenzelle

Neurotoxizität (neurotoxisch): Giftigkeit, giftig für Nerven

Neurotransmitter: Botenstoffe zur biochemischen Übermittlung von Nervenimpulsen zwischen zwei Nervenzellen oder zwischen Nerven- und Muskelzellen

Neurotrophine: Signalstoffe, die gezielt Nervenverbindungen herstellen

neutrophile Granulozyten: zu den → Leukozyten zählende Fresszellen, die Mikroorganismen erkennen und vernichten

Oberflächenantigene, auch: HLA-Antigene, Human Leucocyte Antigens, Haupthistokompatibilitätskomplex, MHC: Oberflächenstrukturen auf Zellen, die für die Erkennung von Fremdkörpern und die Gewebeverträglichkeit verantwortlich sind

Off-Label-Use: zulassungsüberschreitende Anwendung eines Arzneimittels

Oligondendrozyten: Oligodendroglia, gehören zu den → Gliazellen und bilden im Zentralnervensystem die → Myelinscheiden

Opiate: alle natürlicherweise im Opium vorkommenden Alkaloide

Opioide: alle Substanzen mit morphinähnlichen Eigenschaften; sie binden an → Opioidrezeptoren

Opioidagonist: Substanzen, die wie Opioide aktivierend wirken

Opioidanalgetikum: Schmerzmittel, das seine Wirkung an → Opioidrezeptoren entfaltet

Opioidantagonisten: Substanzen, die der Wirkung von → Opioiden entgegenwirken

Opioidrezeptoren: in Zellmembranen verankerte Proteinstrukturen, an die → Opioide und → Opioidantagonisten binden, um in der Zelle ihre Wirkung zu entfalten

Opioidwachstumsfaktor: OGF, Met- → Enkephalin

Opium: getrockneter Milchsaft des Schlafmohns, der Schmerz stillende Alkaloide (z. B. Morphin), die → Opiate, enthält

opportunistische Infektionen: Infektionen, die bei Menschen mit geschwächtem Immunsystem auftreten, nicht aber bei gesundem Immunsystem

oxidativer Stress: Übermaß an Sauerstoffradikalen (→ freie Radikale) in Körperzellen

Peptid: kleines → Protein aus bis zu etwa einhundert Aminosäuren

Peroxynitrit: besonders aggressives Sauerstoffradikal (→ freie Radikale)

Phagozytose: Aufnahme und Beseitigung von Krankheitserregern und abgestorbenen Zellen usw. durch Fresszellen (→ Makrophagen)

Pilotstudie: Leitstudie, Studie zum Ausloten einer These vor Durchführung einer Hauptstudie

Placebokontrollierte Studie: Studie, in der eine Gruppe ein Scheinmedikament (Placebo) und eine Gruppe das Medikament (Verum) testet

Polyglutamin: Eiweißsequenzen mit mehreren Glutamineinheiten

postsynaptisch: empfangender Teil der → Synapse

Prädisposition: erblich bedingte Veranlagung, Empfänglichkeit für eine Krankheit

präsynaptisch: Teil der → Synapse, von der eine Erregung ausgeht

Protein: Eiweiß mit mehr als 100 Aminosäuren

randomisiert: Teilnehmer einer Studie werden einzelnen Gruppen (→ Placebo und → Verum) nach dem Zufallsprinzip zugeordnet

Rebound-Effekt: überschießende Gegenreaktion bei plötzlichem Absetzen eines Arzneimittels

regulatorische T-Zellen: Suppressor-T-Zellen, unterdrücken die Aktivierung des Immunsystems und wirken dadurch Autoimmunerkrankungen entgegen

Remission: Rückgang von Krankheitssymptomen

Rezeptor: in einer Zellmembran verankertes Protein, an dessen nach außen ragendem Teil bestimmte Substanzen binden und dadurch in der Zelle biochemische Prozesse auslösen können

Schwannsche Zellen: bilden im peripheren Nervensystem die → Myelinscheiden

spinal: zur Wirbelsäule, zum Rückenmark gehörig

Stickstoffmonoxid-Synthase: Enzym für die Bildung von Stickstoffmonoxid aus der Aminosäure L-Arginin

Substanz P: von Nervenzellen und weißen Blutkörperchen gebildetes → Peptid, das modulierend auf Entzündungen wirkt

supraspinal: oberhalb des Rückenmarks (Gehirn)

Synapse: Kontaktstelle zwischen zwei Nervenzellen oder einer Nerven- und Muskelzelle usw.

T-Lymphozyten: Gruppe von im Thymus geprägten Immunzellen der spezifischen zellulären Abwehr

Tumornekrosefaktoren: TNF, bestimmte → Zytokine mit vielfältigen Aufgaben bei Entzündungsreaktionen

Ubiquitin: Eiweiß, das in allen kernhaltigen Zellen vorkommt und durch Bindung an andere Proteine deren Funktion und Verteilung in der Zelle beeinflusst. Es beeinflusst den Eiweißabbau, die Signalübertragung und die Zellteilung und ist an der Entstehung von Krankheiten beteiligt.

Verum: echtes Arzneimittel, im Gegensatz zu einem Scheinpräparat (Placebo)

zelluläre Immunabwehr: an Zellen (Granulozyten, T-Lymphozyten, Makrophagen, Naürliche Killerzellen usw.) gebundene Immunabwehr, im Gegensatz zu im Blut gelösten Immunfaktoren der humoralen Immunabwehr (z. B. Antikörper)

ZNS: Zentralnervensystem

Zytokine: eine Gruppe von → Glykoproteinen, die Zellwachstum und -differenzierung auf vielfältige Weise beeinflussen; dazu zählen u. a. → Interferone, → Interleukine und → Tumornekrosefaktoren

Zytostatikum: Arzneimittel zur Hemmung des Zellwachstums z. B. in der Chemotherapie

Literatur

Agrawal, Yash P.: Possible importance of antibiotics and naltrexone in neurodegenerative disease. Brief an den Herausgeber). In: *European Journal of Neurology* 12 (1) (2005).

Agrawal, Yash P.: Low dose naltrexone therapy in multiple sclerosis. In: *Medical Hypotheses* 64 (4) S. 721–724 (2005).

Berkson, Burton M., Daniel M. Rubin und Arthur J. Berkson: The long-term survival of a patient with pancreatic cancer with metastases to the liver after treatment with the intravenous alpha-lipoic acid/low-dose naltrexone protocol. In: *Integral Cancer Therapies* 5 (1) S. 83–89 (2006).

Berkson, Burton M., Daniel M. Rubin und Arthur J. Berkson: Reversal of signs and symptoms of a B-cell lymphoma in a patient using only low-dose naltrexone. In: *Integral Cancer Therapies* 6 (3) S. 293–296 (2007); abrufbar unter: http://ldn4cancer.com/techpapers/berkson-b-cell-lymphoma-paper.pdf.

Bihari, Bernard, Finvola M. Drury, Vincent P. Ragone, Gennaro A. Ottomanelli, Elena Buimovici-Klein, Milagros G. Orbe, William F. Foeste, Johnny R. Thomas und Robert P. Kirk: *Low dose naltrexone in the treatment of acquired immune deficiency syndrome.* Vortrag auf der IV. Internationalen AIDS-Konferenz in Stockholm im Juni 1988

Blebea, John, James E. Mazo, Todd K. Kihara, Jonathan-Hien Vu, Patricia J. McLaughlin, Robert G. Atnip, Ian S. Zagon: Opioid growth factor modulates angiogenesis. In: *Journal of Vescular Surgery* 32 (2) S. 364–373 (2000).

Bouvard, M. P., M. Leboyer, J. M. Launay, et al.: Low-dose naltrexone effects on plasma chemistries and clinical symptoms in autism: a double-blind, placebo-controlled study. In: *Psychiatry Research* 58 (1995) S. 191–201.

Bradley, Mary Anne Boyle: *Up the Creek with a Paddle: Beat MS and Many Autoimmune Disorders with Low Dose Naltrexone* (LDN). USA 2005

Cree, Bruce A. C., Elenai Komyeyeva und Douglas S. Goodin: Pilot trial pf low dose naltrexone and quality of life in MS. Vorab-Online-Veröffentlichung der *Annals of Neurology* vom 19. Februar 2010.

Friderichs, Elmar und Wolfgang Straßburger: Vom Schlüssel-Schloss-Modell zur molekularbiologischen Charakterisierung – Opiatrezeptoren. In: *Pharmazie in unserer Zeit* 31 (1) S. 32–39.

Gekker, Genya, James R Lokensgard und Phillip K Peterson: Naltrexone potentiates anti-HIV-1 activity of antiretroviral drugs in $CD4^+$ lymphocyte cultures. In: *Drug and Alcohol Dependence* 64 (3) S. 257–263 (2001).

Gironi M., V. Martinelli, E. Brambilla, R. Furlan, A. E. Panerai, G. Comi und P. Sacerdote: Beta-endorphin concentrations in peripheral blood mononuclear cells of patients with multiple sclerosis: effects of treatment with interferon beta. In: *Archive of Neurology* 57 S. 1178–1181 (2000).

Gironi M, F. Martinelli-Boneschi, P. Sacerdote, C. Solaro, M. Zaffaroni, R. Cavarretta, L. Moiola, S. Bucello, M. Radaelli, V. Pilato, M. Rodegher, M. Cursi, S. Franchi, V. Martinelli, R. Nemni, G. Comi und G. Martino: A pilot trial of low-dose naltrexone in primary progressive multiple sclerosis. In *Multiple Sklerosis* 14 (8) S. 1076–1083 (2008).

Hock, Bernd-Alexander Gebhard: *Die Darstellung von Opiatrezeptoren im menschlichen Gehirn mittels Diprenorphin.* Dissertation an der Fakultät für Medizin der Technischen Universität München. München 2006.

Jaglowski, Jeffrey R., Ian S. Zagon, Brendan C. Stack Jr., Michael F. Verderame, Alphonse E. Leure-du Pree, Jeffrey D. Manning und Patricia J. McLaughlin: Opioid growth factor enhances tumor growth inhibition and increases the survival of paclitaxel-treated mice with squamous cell carcinoma of the head and neck. In: *Cancer Chemotherapy and Pharmacology* 56 (1) S. 97–104 (2005).

Jankovic, B. D.: Enkephalins and immune inflammatory reactions. In: *Acta Neurologica* 13 S. 433–441 (1991).

Kariv, Revital, Elisa Tiomny, Roman Grenshpon, Roy Dekel, Galit Waisman, Yehuda Ringel und Zamir Halpern: Low-Dose Naltreoxone for the Treatment of Irritable Bowel Syndrome: A Pilot Study. In: *Digestive Diseases and Sciences* 51 (12) S. 2128–2133 (2006).

Kern, Peter: *Krebs bekämpfen mit Vitamin B17.* Kirchzarten 3. Auflage 2009.

Kerr, Cris: *Those who suffer much know much.* 4. Auflage 2009. Digitalisat: www.ldnresearchtrustfiles.co.uk/docs/2009.pdf

Kolmen, Barbara K., Heidi M. Feldman, Benjamin L. Handen und Janine E. Janosky: Naltrexone in young autistic children: A double-blind, placebo-controlled crossover Study. In: *Journal of the American Academy of Child and Adolescent Psychiatry* 34 (2) S. 223–231 (1995).

Kolmen B. K., H. M. Feldman, B. L. Handen und J. E. Janosky: Naltrexone in young autistic children: replication study and learning measures. In: *Journal of the American Academy of Child and Adolescent Psychiatry* 36 (11) S. 1570–1578 (1997).

Leboyer, M., M. P. Bouvard, J. M. Launay, C. Recasens, M. H. Plumet, D. Waller-Perotte, F. Tabuteau, D. Bondoux und M. Dugas: Opiate hypothesis in infantile autism? Therapeutic trials with naltrexone. In: *Encephale* 19 Nr. 2 (März–April 1993) S. 95–102.

LDN Research Trust (Hrsg.): *100 reasons why you should know about LDN Low Dose Naltrexone.* Herausgegeben anlässlich der International LDN Awardness Week 19.–25. Oktober 2009.

McCandless, Jaquelyn und Jack Zimmerman: *Preventing AIDS with LDN in Mali, Africa – Exploring Low Dose Naltrexone and Gender Education in the Treatment of HIV in Mali, Africa.* Vgl.www.ldnafricaaids.org [28.02.2010].

McLaughlin, Patricia J., Brendan C. Stack Jr., Roger J. Levin, Fred Fedok und Ian S. Zagon: Defects in the opioid growth factor receptor in human squamous cell carcinoma of the head and neck. In: *Cancer* 97 S. 1701–1710 (2003).

Moore, Elaine A. und Samantha Wilkinson: *The Promise of Low Dose Naltrexone Therapy.* North Carolina – London 2009.

Patel, Priti N.: Low-Dose Naltrexone for Treatment of Multiple Sclerosis: Clinical Trials Are Needed. (Brief an den Herausgeber). In: *The Annals of Pharmacotherapy* 41 S. 1549–1550 (2007).

Pies, Josef: *Alpha-Liponsäure – das Multitalent. Gegen freie Radikale, Umweltgifte, Zellalterung.* 2. Auflage. VAK vital. Kirchzarten bei Freiburg 2008.

Pies, Josef: *Heilende Zucker. Gesund durch Glykonährstoffe.* 3. Auflage. VAK concept. Kirchzarten bei Freiburg 2007.

Pies, Josef: *Die Açaí-Frucht – Das Vitalstoffpaket aus dem Tropenwald. Besonders reich an Antioxidantien, Ballaststoffen und gesunden Fettsäuren.* VAK vital. Kirchzarten bei Freiburg 2008.

Pies, Josef: *Sacha Inchi – das Omega-3-Öl aus der Inka-Nuss.* VAK vital. Kirchzarten bei Freiburg 2010.

Reichelt, K. L., K. Hole, A. Hamberger, G. Saelid, P. D. Edminson, C. B. Braestrup, O. Lingjaerde, P. Ledaal und H. Orbeck: Biologically Active Peptide-Containing Fractions in Schizophrenia and Childhood Autism. In: *Adv. Biochem. Psychopharmacol.* 28 S. 627–643 (1981).

Reichelt, K. L., A.-M. Knivsberg, G. Lind und M. Nødland: Probable etiology and possible treatment of childhood autism. In: *Brain Dysfunction* 4 S. 308–319 (1991).

Smith, Jill P., Robert L. Conter, Sandra I. Bingman, Harold A. Harvey, David T. Mauger, Mejdi Ahmad, Lawrence M. Demers, Wayne B. Stanley, Patricia J. McLaughlin und Ian S. Zagon: Treatment of advanced pancreatic cancer with opioid growth factor: Phase I. In: *Anti-cancer drugs* 15 (3) S. 203–209 (2004).

Smith, J.P.: *Animal studies with Naltrexone.* Vortrag auf der NCI Conference: Low Dose Opioid Blockers, Endorphins and Metenkephalins. Bethesda 20. 04. 2007.

Smith, J.P., H. Stock, S. Bingaman, D. Mauger, M. Rogosnitzky und I. S. Zagon: Low-dose naltrexone therapy improves active Crohn's disease. In: *American Journal of Gastroenterology* 102 (4) S. 820–828 (2007).

Štambuk, Nikola, Vesna Brinar, Branka Marušic-Della Marina, Vjera Štambuk, Ksenija Karaman, Zdravko Brzoviç, Niko Zurak, Tanja Marotti, Višnja Šverko, Sabina Rabatiç, Ivna Svoboda Beusan, Renata Mažuran, Milica Trbojevic-Čepe, Roko Martinic, Dražen Vikic-Topic, Maja Rudolf, Branko Malenica, Neven Žarkovic, Zvonimir Sučic und Biserka Pokric: Met-enkephalin therapy for autoimmune diseases: Selective immunomodulation and extention of steroid therapy. In: *Journal of Autoimmunity*, Sppl. – Abstracts of 2nd International Congress of Autoimmunity / Bach, J. F. (ed). – London: Academic Press, 1999. 86. (2nd International Congress of Autoimmunity Tel Aviv, Izrael, 07.–11. 03. 1999).

Syburra, C. und S. Passi: Oxidative stress in patients with multiple sclerosis. In: *Ukr. Biokhim.* Zh. 71 (3) S. 112–115 (1999).

Younger, Jarred und Sean Mackey: *Low Dose Naltrexone for the Treatment of Fibromyalgia.* Die Studie am Stanford Systems Neuroscience and Pain Laboratory ist noch nicht abgeschlossen. Vgl. http://snapl.stanford.edu/ldn/ [26. 02. 2010]

Zagon, I. S., M. F. Verderame, J. Hankins und P. J. McLaughlin: Overexpression of the opiate growth factor expression potentiates growth inhibition in human pancreatic cancer. In: *International Journal of Oncology* 30 (4) S. 775–783 (2007).

Zagon, Ian S., Kristen A. Rahn, Anthony P. Turel und Patricia J. McLaughlin: Endogenous Opioids Regulate Expression of Experimental Autoimmune Encephalomyelitis: A New Paradigm for the Treatment of Multiple Sclerosis. In: *Exp. Biol. Med.* 234 S. 1383–1392 (2009).

Über den Autor

Der 1956 geborene Naturwissenschaftler Dr. Josef Pies studierte Biologie und promovierte in dem Fach Zytologie (Zellbiologie). Seit Abschluss seines Studiums arbeitet er in der pharmazeutischen Industrie und hat sich ein umfassendes medizinisches Wissen angeeignet. Neben der klassischen Schulmedizin interessieren ihn auch seriöse alternative Behandlungsansätze.

Nachdem der Autor während seines Zivildienstes mit dem Schicksal mehrerer Multiple-Sklerose-Patienten konfrontiert worden war und sich mit ihnen angefreundet hatte, initiierte er 1979 die Gründung einer MS-Selbsthilfegruppe in Bonn, die er in der Anfangszeit leitete und deren Ehrenmitglied er Mitte 1982 wurde. Daraus hat sich mittlerweile ein beachtlicher Verein mit mehr als 350 Patienten entwickelt. Auch wenn Josef Pies heute nicht mehr aktiv in der MS-Arbeit tätig ist, ist er noch immer an aktuellen Therapietrends und neuen Forschungsergebnissen interessiert.

Als Medizinschriftsteller hat Dr. Pies bereits zahlreiche Bücher und Einzelbeiträge zu speziellen medizinischen und medizinhistorischen Themen veröffentlicht. Darüber hinaus schrieb er Drehbücher zu Informationsfilmen für Ärzte und Patienten. Auch zahlreiche Patientenratgeber stammen aus seiner Feder.

Bei VAK sind bereits mehrere Titel von Dr. Pies erschienen, Informationen hierzu entnehmen Sie bitte dem Verlagsprogramm, das Sie kostenlos bei VAK anfordern können.

Datis Kharrazian:

Was ist bloß mit meinem Gehirn los?

Wie Funktionsstörungen entstehen

Leseprobe unter: www.vakverlag.de

Gedächtnisverlust, Konzentrationsstörungen, schnelle Ermüdbarkeit – von all diesen Symptomen sind immer mehr Menschen bereits in jungen Jahren betroffen. Der Autor stellt einfache, aber wirkungsvolle Strategien vor, die auf das Gehirn wie eine „Verjüngungskur" wirken und erklärt, was jeder selbst für ein gesundes Gehirn tun kann. Er verknüpft dabei wissenschaftliche Erkenntnisse aus der Neurobiologie mit Methoden der Naturheilkunde. Seine Strategien umfassen Veränderungen in der Lebensweise, das Weglassen potenziell unverträglicher Nahrungsmittel sowie individuelle Supplemente.

608 Seiten, 9 Abbildungen, Paperback (17 x 22,5 cm)

ISBN 978-3-86731-208-0

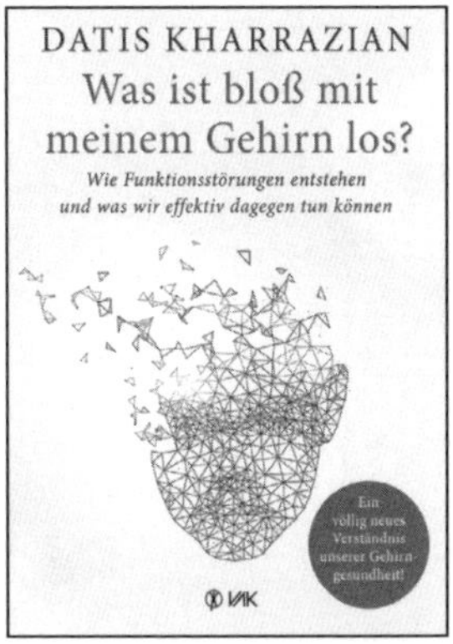

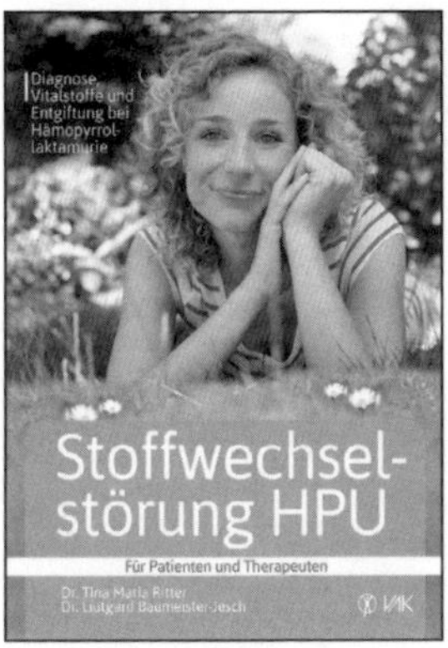

Dr. Tina Maria Ritter, Dr. Liutgard Baumeister-Jesch:

Stoffwechselstörung HPU

Diagnose, Vitalstoffe und Entgiftung bei Hämopyrrollaktamurie – Für Patienten und Therapeuten

Leseprobe unter: www.vakverlag.de

Das Buch klärt über die bisher weitgehend unbekannte, vererbbare Stoffwechselstörung Hämopyrrollaktamurie (HPU) auf. Diese verursacht eine Störung der körpereigenen Entgiftung, hohe Verluste an Mikronährstoffen wie Vitamin B6, Zink und Mangan, sowie einen Mangel an Häm. Aufgrund des vielfältigen Symptomspektrums bleibt HPU viel zu oft unentdeckt; dabei lässt sie sich neuerdings über einen einfachen Urintest leicht bestimmen.

192 Seiten, 30 Abb., vierfarbig, Paperback (15 x 21,5 cm)

ISBN 978-3-86731-152-6

Stanley Rosenberg:

Der Selbstheilungsnerv

So bringt der VAGUS-Nerv Psyche und Körper ins Gleichgewicht

Leseprobe unter: www.vakverlag.de

Der Vagusnerv ist der größte Nerv des parasympathischen Nervensystems und für Ruhe, Entspannung und Verdauung zuständig. Ist seine Funktion gestört, kann der Körper sich nicht mehr von Stress erholen. Symptome wie Verdauungsbeschwerden, Migräne, Herz-Rhythmus-Störungen oder Ängste und Depressionen können die Folgen sein. Der Autor erklärt die Zusammenhänge im Körper und stellt acht Übungen vor, um den Vagusnerv zu aktivieren und Blockaden zu lösen.

328 Seiten, 52 Abbildungen, Paperback (15 x 21,5 cm)

ISBN 978-3-86731-211-0

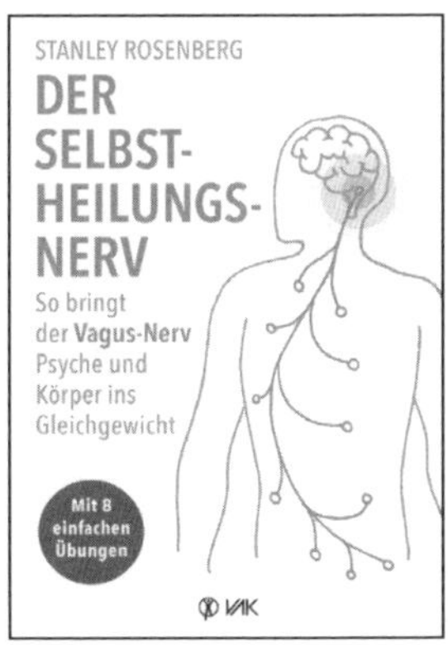